生殖健康保健
实用手册

U0251930

主编：

杨淑娟　　吉克春农

副主编：

余　刚　　樊鹤莹　　裴　容　　韩佳禹

编委：

杨淑娟　　吉克春农　　高　博　　余　刚

樊鹤莹　　韩佳禹　　裴　容　　黄玉玲

周玲玉　　李　燕　　吴诗怡　　高　娟

四川大学出版社

项目策划：许　奕
责任编辑：许　奕
责任校对：谢　瑞
封面设计：曹琰琪
责任印制：王　炜

图书在版编目（CIP）数据

生殖健康保健实用手册 / 杨淑娟，吉克春农主编
. — 成都：四川大学出版社，2020.1
（实用医疗健康丛书）
ISBN 978-7-5690-3209-3

Ⅰ．①生… Ⅱ．①杨… ②吉… Ⅲ．①生殖健康—手
册 Ⅳ．① R169-62

中国版本图书馆 CIP 数据核字（2019）第 273570 号

书　名	生殖健康保健实用手册
	SHENGZHI JIANKANG BAOJIAN SHIYONG SHOUCE
主　　编	杨淑娟　吉克春农
出　　版	四川大学出版社
地　　址	成都市一环路南一段 24 号（610065）
发　　行	四川大学出版社
书　　号	ISBN 978-7-5690-3209-3
印前制作	四川胜翔数码印务设计有限公司
印　　刷	郫县犀浦印刷厂
成品尺寸	148mm×210mm
印　　张	5.75
字　　数	155 千字
版　　次	2020 年 5 月第 1 版
印　　次	2021 年 12 月第 3 次印刷
定　　价	32.00 元

◆ 读者邮购本书，请与本社发行科联系。
电话：(028)85408408/(028)85401670/
(028)86408023　邮政编码：610065
◆ 本社图书如有印装质量问题，请寄回出版社调换。
◆ 网址：http://press.scu.edu.cn

四川大学出版社
微信公众号

前　言

　　生殖健康是人类健康的核心内容之一，关系到人口的素质和社会的稳定发展。我国部分地区女性生殖健康观念薄弱，妇女生殖健康状况堪忧，而基层医疗卫生事业又关系到城乡居民健康水平的提升、经济社会可持续发展的大局。因此，编制专业性强、通俗易懂且适用于基层医疗机构的《生殖健康保健实用手册》，对于提高基层医疗卫生人员的专业技术水平和基本卫生保健服务能力、创新健康扶贫模式、推动生殖保健事业发展、彰显"人人健康"的社会公平与公正十分重要。

　　四川大学华西公共卫生学院与凉山彝族自治州疾病预防控制中心组织相关专家编写了《生殖健康保健实用手册》，其内容分为女性基本生理知识、常见妇科病症、常见性传播疾病、常见妇科肿瘤、优生优育、孕期保健、产后保健、自然流产及异位妊娠、孕期常见并发症及合并症、避孕和终止妊娠，共十章。我们

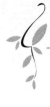

在编写过程中力求浅显易懂、简明扼要、方便实用，以期普及生殖健康相关知识，对基层医疗卫生人员生殖健康保健工作有所帮助。

编　者

2019 年 1 月

目　录

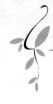

一、女性基本生理知识

（一）女性生命周期

女性生命周期按照年龄的增长，可分为新生儿期、幼年期、青春期、成熟期、更年期（绝经期）及老年期等阶段。每个阶段有其各自的生理特点，这是一个不断发展的过程，其间没有截然的年龄界限，可因遗传、营养、环境和气候等因素影响而出现差异。

1. 什么是新生儿期？

出生4周内的婴儿称为新生儿。由于胎儿在宫内受到母体性腺及胎盘所产生的性激素（主要为雌激素）的影响，其子宫、卵巢及乳房等均有一定程度的发育，出生后，性激素浓度骤减，可引起少量阴道出血，个别者有乳液分泌现象。这些都是正常的生理现象，会很快消失。

2. 什么是幼年期？

从新生儿期至12岁左右称为幼年期。此时期生殖器官处于幼稚状态：阴道狭窄，上皮薄，无皱襞，细胞内缺乏糖原，pH值低，抗感染力强；宫颈较宫体长，占子宫全长的2/3；卵巢狭长，卵泡不发育。

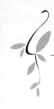

大概 7 岁起，内分泌腺开始活动，女性特征逐渐出现，骨盆逐渐变宽大，髋、胸及耻骨前等的皮下脂肪逐渐增多。10 岁左右，卵巢中开始有少数卵泡发育，但大部分达不到成熟程度。11～12 岁时，第二性征（指生殖器官以外的女性特有征象）开始出现。

3. 什么是青春期？

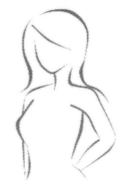

青春期指从月经初潮至生殖器官发育成熟的时期，一般在 13～18 岁。此期间生殖器官迅速发育，性功能日趋成熟，第二性征明显，如音调变高、乳房丰满隆起、乳头增大、乳晕加深、阴阜出现阴毛、腋窝出现腋毛。女性特有的体表外形逐渐显现，月经开始出现。在性激素的作用下，内外生殖器官发育增大，阴阜隆起，大阴唇变肥厚，小阴唇变大且有色素沉着；阴道的长度及宽度增加，阴道黏膜变厚，出现皱襞；宫体增大，为宫颈长度的两倍；输卵管增粗。

4. 什么是成熟期？

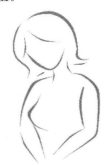

女性一般在 18 岁后进入成熟期，历时约 30 年，此时为卵巢生殖功能与内分泌功能最旺盛的时期。在此期间，女性身体各部分均发育成熟，出现周期性的排卵及行经，并具有生育能力。受孕以后，身体各器官将发生很大变化，其中生殖器官的改变尤为突出。

5. 什么是更年期（绝经期）？

更年期是妇女由成熟期进入老年期的一个过渡时期，一般发生于 45～55 岁。更年期分为绝经前期、绝经期、绝经后期。在此期间，卵巢功能由活跃转入衰退状态，排卵变得不规律，直到不再排卵。月经逐渐不规律，最后完全停止。

更年期内少数妇女由于卵巢功能衰退，自主神经功能调节受到影响，出现阵发性面部潮红、情绪易激动、心悸与失眠等症状，称为更年期综合征。

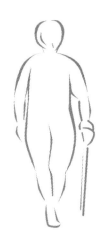

6. 什么是老年期？

一般情况下，女性自 60 岁以后就进入老年期。老年期是机体内分泌功能普遍下降、卵巢功能进一步衰退的衰老阶段。除整个机体发生衰老改变外，生殖器官亦逐渐萎缩。卵巢缩小变硬，表面光滑；子宫萎缩；阴道逐渐缩小，穹窿变窄，黏膜变薄，失去弹性；阴唇皮下脂肪减少，阴道上皮萎缩，分泌物减少，易发生老年性阴道炎。

（二）女性生殖器官

1. 什么是女性外生殖器？

女性生殖系统分为外生殖器和内生殖器。女性外生殖器又称外阴，指女性生殖器官的外露部分，包括阴阜、大阴唇、小阴唇、阴蒂、阴道前庭、尿道口、阴道口和处女膜等（图 1-1）。

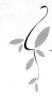

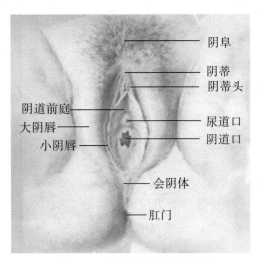

图1-1　女性外生殖器示意图

2. 什么是女性内生殖器？

女性内生殖器主要包括阴道、子宫、输卵管及卵巢，后两者合称子宫附件。子宫、阴道前方与膀胱和输尿管相邻，后方与直肠相邻（图1-2和图1-3）。

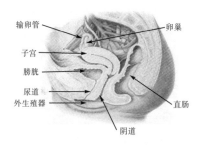

图1-2　女性内生殖器侧面观

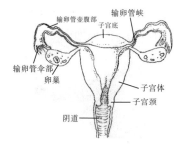

图1-3　女性内生殖器正面观

女性内生殖器起什么作用呢？

（1）卵巢是女性的性腺器官，具有生殖和内分泌两大功能。卵巢内有许多卵泡，能产生卵子并排出成熟卵子，卵子和男性的

4

精子结合才能产生后代。卵巢还能够合成和分泌雌激素。雌激素是维持女性特征和维持女性身体各种正常功能所必需的。

（2）输卵管承担输送卵子的任务，同时也是卵子与精子结合形成受精卵的场所和运送受精卵到达子宫的管道。

（3）子宫是孕育胎儿的场所，受精卵在这里着床，逐渐生长发育为成熟的胎儿，足月后，子宫收缩，娩出胎儿。女性从青春期到更年期期间，如果没有受孕，子宫内膜会在卵巢激素的作用下发生周期性变化及剥脱，形成月经。

子宫由外向内分为浆膜层、肌层与子宫内膜层。子宫的主要功能是孕育胎儿。

（4）阴道是连接子宫和外阴的管道，阴道的下端开口就是阴道口。正常情况下，阴道具有自洁能力，能够抑制致病菌的繁殖，保护子宫免受病菌的侵袭。阴道既是经血排出和胎儿娩出的通道，也是性交器官。

（三）女性激素

女性激素是女性健康成长的重要保证，它不仅滋养着生殖细胞，维护着生殖功能，而且对全身 400 多种细胞产生着巨大影响。在女性的成长中，女性激素对女性情感的催生和成熟、情绪的控制和把握也起着十分重要的作用。

与女性生殖器相关的激素主要是雌激素、孕激素、雄激素、促卵泡激素（FSH）和促黄体生成素（LH）。最主要的三种女性激素及其功能如图 1-4 所示。

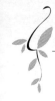

雌激素	孕激素	雄激素
•其作用是促使第二性征发育，促进生殖器官发育，使子宫内膜增生，保持女性的心理和行为特征。	•排卵后卵泡主要分泌孕激素，它与雌激素协同发挥作用，使已增生的子宫内膜呈周期性改变，以适合胎儿生存。 •在妊娠期，体内的雌激素、孕激素很多，能够抑制排卵，防止再次受孕。	•主要由肾上腺皮质合成，卵巢分泌的量较少。 •女性体内的雄激素能够促进肌肉、骨骼及毛发生长，因此也是不可缺少的性激素。

图 1-4　最主要的三种女性激素及其功能

（四）月经

1. 什么是月经？

只有女性才有月经。女性的子宫内膜大约每个月会周期性剥脱，血与脱落的子宫内膜、阴道黏液混合在一起从阴道流出，这就是通常所说的月经。月经周期通常为 21~35 天，多数人为 28 天左右，不同的人周期可能不一样。

正常情况下，青春期女性开始有月经。一般是 12 岁之后来第一次月经，称为月经初潮。女性到了一定的年龄，卵巢功能将完全衰竭，月经永久停止，生殖能力终止，称为绝经。女性从月经初潮到绝经大约要经过 30 年的时间。

2. 月经期会有哪些反应？

一般情况下，女性在月经期无特殊反应。但月经期前后由于体内激素水平波动、血管张力变化以及盆腔器官充血等，会使女性出现一些轻微的反应。这些反应一般在月经前 7~14 天出现，来潮前 2~3 天加重，行经后症状逐渐减轻和消失。常见的反应如下。

（1）精神、情绪改变：表现为轻度神经系统不稳定症状，如敏感、烦躁易怒、全身疲乏无力，有时会出现头痛、失眠、思想不集中等。

（2）乳房的变化：乳房因雌激素、孕激素的影响而胀大，可有轻微的疼痛或触痛。

（3）躯体症状：常见手脚、颜面水肿，小腹坠痛，腹部胀气，以及恶心、呕吐、便秘或腹泻等胃肠功能紊乱现象，少部分人会出现鼻黏膜出血。

上述各种反应常见于正常女性的月经期，一般不需使用药物止痛，对日常的工作和生活无明显影响。部分女性在月经期没有任何不适症状。只有少数女性症状严重，需要服用止痛药、镇静药缓解症状。

此外，女性在月经期前常有血红蛋白、红细胞、白细胞及血清铁浓度的轻微下降，红细胞沉降率（血沉）增快，导致月经期前机体抵抗力下降，容易患病。

3. 如何判断月经是否正常？

月经包括月经周期、月经期和月经量三个要素。月经周期是指两次月经间隔的时间，也就是本次月经的第一天到下次月经第一天的时间；月经期是指月经持续的天数；月经量是指一次月经出血的总量。正常月经的标准：月经周期为 21～35 天，月经期持续 3～7 天，失血量为 20～60ml（图 1-5）。如果三个要素中有一项不符合，就不是正常月经，而是异常子宫出血。

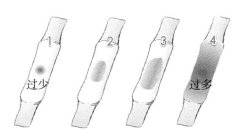

图 1-5　月经量示意图

4. 月经期的注意事项有哪些？

（1）月经期应避免剧烈运动和重体力劳动，适当休息，保证充足的睡眠，避免过度劳累导致抵抗力下降，诱发感冒等疾病。

（2）尽量不要接触冷水或吃冰冷的食物，也不要吃太咸或太辣的食物，注意保暖，否则容易引起痛经或月经过多等。

（3）卫生巾的选择也是极为重要的。选用柔软、吸水性好、透气性高的棉质卫生巾，可以减少对外阴皮肤的刺激。卫生巾要勤换，一般每隔 2～3 小时更换一次。每天用温水清洗外阴，毛巾和盆子应专用。尽量保持外阴干燥、清洁，以免引起外阴炎、阴道炎甚至盆腔感染。

（4）应保持心情舒畅，避免焦虑、生气等不良情绪。

（5）月经期不能性交。

（五）基础体温

1. 什么是基础体温？

基础体温是指经过一夜（6～8 小时）的完全休息后，早晨从熟睡中醒来，在未受任何外在因素（如运动、吃饭、说话、情绪变化等）影响的情况下所测得的口腔（舌下）体温，又称静息体温。基础体温通常是人体一昼夜中的最低体温。

正常妇女的基础体温在月经周期中的变化：①月经的前半期即卵泡期，此时由于主要受雌激素影响，基础体温多在 36.5℃以下。②排卵后进入黄体期，在孕激素作用下，体温上升，一般在 36.6～37℃之间波动。③至下次月经来潮体温又下降到卵泡期温度。有排卵的妇女基础体温曲线为双相型，呈上下波动的双相变化，即排卵前体温略低，排卵后体温升高 0.3～0.5℃（双相体温）。无排卵周期的基础体温曲线为单相型，即体温曲线平坦无变化（单相体温）。排卵后体温上升应维持在 14 天左右，其波动不应太大，但上升幅度应大于 0.5℃，否则应视为黄体功能不足。月经周期延长的妇女，一般表现为卵泡期延长。

2. 基础体温的正确测量和记录方法有哪些？

（1）买一支基础体温计。基础体温计与一般体温计不同，它的刻度较密，一般以 36.7℃（刻度 24）为高低温的分界线。

（2）将基础体温计于睡前放在枕边可随手拿到的地方，于次日睡醒而尚未起床活动时，放在舌下测量 3 分钟后读数，并记录在基础体温表上。

（3）测量基础体温前严禁起床、大小便、吃东西、说话等。

（4）测完基础体温之后，分别以日期和体温为横、纵轴制成一个基础体温记录表格，将每次的温度记录在上面，以便于长期观察。

（5）月经来潮和性交日须附加记号标示，发烧、饮酒过度、晚睡晚起等均会影响体温的状况，亦应特别标记说明。

3. 基础体温与女性健康有什么关系？

基础体温与女性健康密切相关。我们可以从基础体温的变化中看出女性的健康状况。

（1）排卵前基础体温为低温，排卵之后基础体温则会转为高温。一般来说，女性在排卵 24 小时之后受精的概率比较低。男性的精子大约可以在女性的子宫里存活 72 小时。所以，在女性基础体温处于低温、接近排卵期时就应该性交，可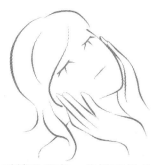以每隔两天性交一次，这样就可以增加受精的概率。若等到基础体温达到高温时再性交，那怀孕的概率就降低了。

（2）诊断早孕和判断孕早期安危。如果持续两周以上有较高的基础体温，就要考虑去医院检查一下，因为有可能是怀孕了。在孕早期如果基础体温曲线呈逐渐下降趋势，则表示黄体功能不足或胎盘功能不良，有流产的倾向。

（3）多囊卵巢患者往往容易发胖、长青春痘、毛发浓密、月经不准。表现在基础体温上则是：高温期较短，严重者还可能有经常性低温。有这种情况的女性通常有家族遗传性糖尿病，如怀孕生子，则属于妊娠糖尿病的高危人群。

（4）卵巢功能不良者，通常基础体温的循环周期会缩短，原本的 28 天可能慢慢变成 24 天或 22 天，高温期也相应缩短。

（5）泌乳素浓度高，基础体温的高温期就会缩短，卵子的质量也较差，导致不容易怀孕或容易流产。

（6）排卵后基础体温应立即上升，且维持在高水平 11 天以上。若基础体温呈阶梯形上升，需 3 天后才达高水平，则可诊断为黄体功能不足。

（7）基础体温的高温期属于安全期（不易怀孕期），低温期则属于危险期，但低温期也会有个别差异。对年轻女性而言，其卵巢功能好，分泌物多，危险期就相对长一些，精子在子宫内存活的概率也相对较高。所以，很可能从排卵前 5 天开始，就必须视为危险期。

（六）危险期和安全期

正常育龄女性每个月来一次月经，从本次月经来潮开始到下次月经来潮的第一天，称为一个月经周期。从避孕的角度考虑，可以将女性的每个月经周期分为月经期、排卵期和安全期。一般来说，正常育龄女性的卵巢每个月只排出一个卵子。卵子排出后可存活 1~2 天，受精多发生在排卵后的 24 小时之内，精子在女性生殖道里可存活 2~3 天，超过 3 天即失去与卵子结合的能力。因此，在排卵前 2~3 天和排卵后 1~2 天性交，就有可能受孕，这个时期也叫易孕期或危险期。女性的排卵日期一般在下次月经来潮前的 14 天左右。为了保险起见，我们将排卵日的前 5 天和后 4 天，连同排卵日在内共 10 天称为排卵期。其余月经期以外的时间称为安全期。

安全期又分为排卵前安全期和排卵后安全期。从月经干净那天到排卵期开始的前一天为排卵前安全期。从排卵期结束后的第一天到下次月经来潮的前一天为排卵后安全期。排卵后安全期比排卵前安全期更安全。这是因为女性受环境变化和情绪波动等因素影响会提前排卵,这样排卵前安全期就会缩短。卵巢在一个月经周期中先后排两次卵的机会是极少的,即从排卵后到下次月经来潮前这段时间一般不会第二次排卵,所以,排卵后安全期相对更安全。

二、常见妇科病症

（一）月经相关疾病

1. 什么是功能失调性子宫出血？

功能失调性子宫出血简称功血，是一种常见的妇科病，通常称为月经不调。功血患者大多月经周期不规律，月经量过多或过少，经期延长或发生不规律阴道出血。发生功血的主要原因是功能紊乱，而不是器质性病变。

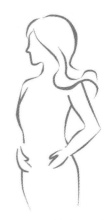

在刚刚进入青春期的时候，很多女性都会经历月经不调，其中一部分人是因为卵巢功能尚未发育健全，不能规律地排卵而发生功血。功血分为无排卵型功血和有排卵型功血两类。无排卵型功血在青春期及绝经期比较常见，而有排卵型功血患者则主要是处于生育期的女性。

（1）功血的诊断要点如下：

1）月经周期不规律，也就是月经提前或延后，长者可半年才来一次，短者 10 多天就会来一次。

2）月经量过多或时多时少。过多时一次月经期出血总量可达 500~600ml，少时只有点点滴滴。

3）月经持续时间变长，可持续 10~20 天。

4）有时在两次月经中间还会出现几天时间出血。

5）大多为先停经几个月，再持续出血不止。功血易反复发作。长期的出血会导致贫血、感染及不孕。青春期少女出现功血，若出血不多则无需治疗。随着年龄增长和身体发育，月经会得到自然调整。其他情况一旦诊断为功血，应积极治疗。

（2）预防功血：

1）注意月经期卫生。月经期内，每天要用干净的温水洗净外阴，洗时要自前向后洗，不要从后往前洗，以免把肛门附近的细菌带到外阴部。擦洗外阴部位的毛巾不能与别人共用，也不可以擦身体或擦脚，以免细菌感染。月经期不可盆浴或坐浴，可以洗淋浴或擦浴。

2）注意饮食。功血主要是由内分泌系统失调所致，所以日常生活中要注意增加营养，多吃富含蛋白质的食物以及蔬菜和水果。月经期不要吃生冷、辛辣刺激性的食物。

2. 什么是痛经？

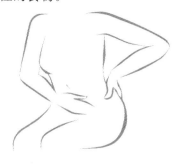

女性来月经时下腹会有些坠胀不适。但有时月经期会出现下腹痉挛性疼痛，严重时甚至连肛门、外阴也会感到疼痛，持续2～3天而不缓解，同时可伴有月经量过多、有血块、恶心、呕吐、乏力、出冷汗等一系列症状，这种情况即为痛经。痛经分为原发性痛经和继发性痛经。

（1）原发性痛经：一般不伴有潜在疾病，通常发生在年轻女性，随着年龄增长和怀孕、分娩，痛经会逐渐好转。

治疗：如果不影响学习和生活就无需处理。痛经发作时可给予止痛药、解痉药、活血化瘀的中成药等。避免寒冷、用热水洗脚、喝热的红糖姜水等都可以缓解痛经，同时给予心理安慰，消除紧张情绪。

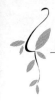

（2）继发性痛经：由其他疾病引起的痛经。子宫内膜异位症、子宫肌瘤、盆腔炎、宫颈炎、宫颈狭窄、子宫位置不正、宫内避孕环等均有可能引起继发性痛经。

治疗：针对引起继发性痛经的疾病进行治疗。这些疾病治好之后，继发性痛经也会随即消失。

（3）痛经的日常生活调理。

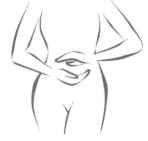

1）避免寒冷：大部分痛经与寒冷有关。在寒冷的天气里不注意保暖、夏日贪食冷饮，都可能引起痛经。在月经期不宜食用雪糕、饮冰水，不宜涉水、洗冷水浴或游泳。

2）讲究卫生：某些痛经是由不注意个人卫生造成的，如月经期性交、外阴不洁、细菌上行感染等引起子宫内膜炎、宫颈炎、子宫内膜结核等。在月经期，盆腔血液循环增加，丰富的血液供应致使病菌大量繁殖，使炎症加重，于是出现痛经。

讲究个人卫生，特别是月经期的卫生，对于痛经的康复有很大帮助。一定要禁止月经期性交、坐浴等。平时要勤洗外阴，注意冲洗阴道。要穿纯棉透气的内裤，尽量做到每天换洗。卫生巾、护垫要清洁，杜绝细菌上行感染。

另外，月经量较多时要及时去卫生间排解。不及时排出经血会使经血中的肾上腺素重新吸收回子宫，造成子宫肾上腺素水平增高，引起强烈宫缩。

3）调整饮食：一般来讲，痛经患者不宜过多食用寒、凉等性质的食物，如海鲜、鸭肉等，可多食用一些温热、行气通淤的食物，如牛羊肉、荔枝、生姜、橘子、萝卜、茴香、山楂等。川椒、桂皮、八角等热性佐料可在炖肉、煲汤时加入。每天摄取适量的维生素及矿物质也可以减轻痛经。痛经患者要多吃坚果，如开心果、腰果、松子、瓜子，以及蔬菜和水果等。

3. 什么是闭经？

以下几种情况医学上称为闭经：少女到 16 岁还不来月经，或女性第二性征出现但月经尚未来潮，或年满 14 岁仍无女性第二性征出现；已行经而又中断，不来潮时间超过 6 个月以上；根据自身月经周期计算停经 3 个周期以上而又没有怀孕。

小贴士

第二性征：从青春期开始，男女在身体外形上的显著差异逐步形成，称为第二性征。女性第二性征表现为皮肤细腻、骨盆宽大、乳房隆起、声音高细等，男性第二性征表现为身躯高大、肌肉粗壮、喉结突出、声音低沉、有胡须、汗毛重等。

4. 闭经的常见原因有哪些？生活中如何调理？

（1）对精神紧张、厌食、减肥、运动过量引起的闭经，应消除诱发因素如精神因素、环境因素等，增加营养，适当休息，增强体质；同时可以配合中药、针灸调理。如果仍不好转，可进行心理治疗。

（2）对引起闭经的器质性病变进行及时恰当的治疗：生殖道结核患者应给予抗结核治疗；垂体肿瘤患者可进行手术治疗；宫颈、宫腔粘连者可采取扩张宫颈、分离粘连术；对于人工流产造成的闭经久治不愈者，可放置宫内节育器。

（3）对内分泌紊乱引起的闭经，应采用性激素模仿自然月经周期进行替代治疗，停药后月经可来潮并出现排卵，如人工月经周期疗法、雌孕激素合并治疗等。

（4）有些患者下丘脑－垂体功能失调，使卵巢失去了性激素的刺激，而卵巢功能仍然完好，仅仅是因为卵巢没有接收到指令而没有排卵。这种情况可选用促排卵的药物，排卵后子宫内膜若发生周期性变化，就会有月经来潮，同时可恢复生育功能。

（5）对于其他内分泌失调引起的闭经，应该用其他激素类药物进行调整，如用甲状腺素调节由甲状腺功能低下引起的闭经等。

（6）如果是垂体、卵巢或其他部位的肿瘤导致闭经，应考虑手术切除肿瘤，必要时还应进行放射性治疗。先天性处女膜闭锁、宫颈口及阴道不通畅造成的青春期月经不来潮，可采用手术矫正。

（二）妇科感染的基本常识

1. 什么是感染和炎症？

炎症就是平时人们所说的"发炎"，是机体对刺激的一种防御反应，表现为红、肿、热、痛和功能障碍。病原体、非生物因素、化学物质等都可引起炎症，其中病原体引起的炎症称为感染。

女性生殖系统器官也会发生感染，这些感染统称为妇科感染。发生妇科感染时，以外阴瘙痒、灼热、肿痛，阴道充血，白带呈豆渣样、量多，性交疼痛，尿频、尿急，下腹坠胀等症状最为常见。

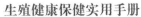

小贴士

可以引起人或其他生物患病的生物叫病原体。病原体包括细菌、病毒、霉菌、寄生虫等。病原体可以引起多种疾病。痢疾、肺炎、气管炎等属于细菌感染，肝炎、艾滋病等属于病毒感染，手、足癣等属于霉菌感染。

2. 什么是妇科感染的"晴雨表"？

白带是妇科感染的"晴雨表"。白带异常往往提示女性泌尿生殖系统出现了病变。

（1）白带及其正常状态：白带是由阴道黏膜渗出物、宫颈管及子宫内膜腺体分泌液混合而成，并从阴道流出的无色、无味的黏稠液体。正常情况下，白带的质与量随月经周期变化而改变。月经干净后，白带量少、色白，呈糊状。在月经中期卵巢即将排卵时，由于宫颈腺体分泌旺盛，白带增多、透明、微黏，呈蛋清样。排卵后 2~3 天，白带变混浊，稠黏而量少。月经期前，因盆腔充血，阴道黏膜渗出物增加，白带往往增多。

（2）白带异常的临床表现。

1）无色透明黏性白带：白带突然增多，颜色与鸡蛋清相似或稍显浑浊。女性常感到腰酸，但很少有其他并发症状。这可能是慢性宫颈炎、宫颈管炎或是使用雌激素引起的。

2）乳酪状白带或豆腐渣样白带：白带为乳白色凝块状，呈豆腐渣样或乳酪样，量多，有时外阴也附有白色的膜状物，不易擦掉，伴有外阴瘙痒和烧灼痛，常见于霉菌性阴道炎。

3）白色泡沫状白带：白带像米汤样混有泡沫，有时呈黄色、灰黄色或黄绿色，味腥臭，量多，常常浸湿内裤，伴外阴轻度瘙痒，多见于毛滴虫性阴道炎。

4）脓性白带：黄色或黄绿色，黏稠，多有臭味，为细菌感染所致，可见于淋菌性阴道炎、急性宫颈炎及宫颈管炎、阴道癌或宫颈癌并发感染。宫腔积脓或阴道内异物残留等也可导致脓性白带。

5）水样白带：稀薄如水样或米泔状，有腥臭味，见于晚期宫颈癌、阴道癌或子宫黏膜下肌瘤伴感染。若间断性排出清澈、黄红色或红色水样白带，应考虑输卵管癌的可能。

6）血性白带：白带中混有血液，血量多少不一，应考虑宫颈癌、子宫内膜癌、宫颈息肉、宫颈柱状上皮异位合并感染或子宫黏膜下肌瘤等。放置宫内节育器亦可引起血性白带。

（3）怎么看白带常规化验单？

白带常规化验单有以下 5 个检测项目。

1）pH 值：反映阴道的酸碱度。正常情况下，阴道内的乳酸菌使糖原分解为乳酸，白带呈弱酸性，可防止致病菌在阴道内繁殖，这是阴道的自净作用。阴道正常的 pH 值在 3.8～4.4 之间。毛滴虫性阴道炎或细菌性阴道病可使白带 pH 值上升。

2）阴道清洁度：将阴道分泌物涂片在显微镜下观察，按阴道杆菌、白细胞（WBC）及杂菌的多少来判定阴道清洁度。阴道清洁度共分 4 度。

·Ⅰ度：阴道分泌物有大量阴道杆菌及上皮细胞，无杂菌、白细胞，视野干净，是正常的。

·Ⅱ度：阴道分泌物有中量阴道杆菌及上皮细胞、少量白细胞及杂菌，仍是正常的。

·Ⅲ度：阴道分泌物有少许阴道杆菌及鳞状上皮细胞、较多杂菌及白细胞，提示有较轻的阴道炎症。

·Ⅳ度：阴道分泌物无阴道杆菌，只有少许上皮细胞，有大量白细胞及杂菌，提示有较重的阴道炎症，如霉菌性阴道炎、毛滴虫性阴道炎等。

Ⅰ、Ⅱ度为正常；Ⅲ、Ⅳ度为异常，提示存在阴道炎症。

3）霉菌与毛滴虫：这一项检查用于了解阴道是否有霉菌和毛滴虫存在。白带经过处理后在显微镜下可以根据其形态判断有无毛滴虫或霉菌。若存在毛滴虫或霉菌，不论其数量多少均用"＋"表示，没有就用"－"表示。因此此项检查只能说明是否感染毛滴虫或霉菌，并不能说明其严重程度。

4）胺试验：用于检查白带中的胺含量。细菌性阴道病患者的白带可发出鱼腥味，是存在于白带中的胺通过氢氧化钾碱化后挥发出来所致。

5）线索细胞：是细菌性阴道病最敏感、最特异的体征。根据胺试验阳性及有线索细胞存在，即可做出细菌性阴道病的诊断。

（4）白带异常的治疗：对白带异常者可针对不同病因进行治疗。

1）毛滴虫性阴道炎的治疗：①口服甲硝唑治疗（用药期间及停药 72 小时内禁止饮酒）；②局部同时治疗；③性伴同时治疗。

2）霉菌性阴道炎的治疗：及时停用广谱抗生素、雌激素及类固醇皮质激素等，于阴道放置制霉菌素栓剂、克霉唑栓剂、达克宁栓等。

3）细菌性阴道病或非特异性阴道炎的治疗：甲硝唑局部用药或口服治疗。

4）老年性阴道炎的治疗：补充雌激素以增加阴道抵抗力，用抗生素抑制细菌生长。

5）宫颈息肉、子宫黏膜下肌瘤的治疗：手术摘除。

6）恶性肿瘤的治疗：进行肿瘤相关治疗。

（三）外阴瘙痒

外阴瘙痒是妇科疾病中很常见的一种症状。外阴是特别敏感的部位，多种妇科疾病及外来刺激均可引起瘙痒，使人寝食难安、坐卧不宁。外阴瘙痒多发生于阴蒂、小阴唇，也可波及大阴唇、会阴和肛周，多为阵发性发作，一般夜间重。瘙痒重者可见皮肤抓痕。

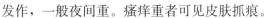

1. 哪些原因会引起外阴瘙痒？

（1）性生活：对已婚女性来说，性生活是导致外阴瘙痒的一个重要原因。由于在人体肛周通常会有一些真菌存在，虽然一般

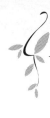

情况下并不能引起疾病，但是在性交过程中，男性可能会将真菌带入女性阴道，从而引发霉菌性阴道炎。因此在性交前男女双方都应清洁外生殖器，以免发生交叉感染。

避孕用品过敏也可引发外阴瘙痒。避孕套是一种化学制品，少数女性会对其产生过敏反应。

男性精液本身也是一种可引起过敏的物质。若女性是过敏体质，则可能发生过敏反应，导致外阴瘙痒，有时还会出现轻度充血和水肿。

（2）生活方式不健康：生活中的许多细节都有可能是外阴瘙痒的致病原因。

1）局部刺激：一些女性因追求内衣色彩的艳丽和款式的新奇而忽略其质地，透气性差的化纤内裤以及一些纺织物染料的刺激均会引发外阴瘙痒。

2）清洁不当：用刺激性强的肥皂或洗浴液清洁外阴会导致外阴瘙痒；对外阴清洁不够，会导致皮脂、汗液、阴道分泌物、尿液等对外阴产生慢性刺激，出现瘙痒；清洁不够或过度清洗会破坏阴道内部的环境，引发感染，也会导致瘙痒。因此，女性只需保证每天清洗外阴即可，不要盲目使用清洗液。

月经期使用质量不合格的卫生巾，会将病菌直接带入体内引起外阴瘙痒。

（3）外阴病变：外阴病变如湿疹、神经性皮炎、生殖器疱疹、尖锐湿疣等是引发外阴瘙痒的常见原因。对于外阴皮肤发生的病变，可通过局部观察进行初步识别。

1）外阴湿疹：为皮肤局部边界不清的丘疹水疱，重者可有液体渗出。

2）神经性皮炎：瘙痒感剧烈，常因搔抓出现皮肤增厚现象，一般不出现明显的水疱。

3）生殖器疱疹：尿道口及阴道壁出现米粒大小且明亮的

水疱。

4）尖锐湿疣：其典型特征是微小散在的乳头状疣，柔软且其上有细小的指状突起，起初是粉色或白色的小而尖的丘疹，而后逐渐增大、增多，融合成鸡冠状或菜花状，并伴有白带恶臭。

5）外阴营养不良：由局部皮肤潮湿、末梢神经兴奋性改变、遗传、自身免疫等因素而引发的一组慢性疾病。除外阴病损区瘙痒外，还可出现外阴皮肤变薄、皮下脂肪消失，病变可波及整个外阴及肛门，表现为皮肤皱缩、硬化、变白。这些改变不断刺激周围神经末梢，引发难忍的顽固性外阴瘙痒。

（4）阴道疾病：念珠菌阴道炎、毛滴虫性阴道炎、淋菌性阴道炎、支原体或衣原体感染等都可导致外阴瘙痒，其中最常见的是念珠菌阴道炎和毛滴虫性阴道炎。

1）念珠菌阴道炎：表现为外阴瘙痒、灼痛，同时伴有尿频、尿痛。其显著特征是阴道分泌物增多，白色，稠厚，呈凝乳状或豆腐渣状。

2）毛滴虫性阴道炎：主要症状是外阴瘙痒及阴道分泌物增多，分泌物为稀薄泡沫状，多为黄白色或黄绿色。

可通过观察阴道分泌物的特征，初步判断是否有阴道感染。然后到正规医院通过病毒检测、局部组织活检及病理检查、阴道分泌物查找病原体等方法进一步确诊。

（5）全身性疾病：一些全身性疾病如糖尿病、肝脏疾病、胆道疾病、肾脏病、红细胞增多症等会引起外阴变化并出现瘙痒。

（6）药物过敏：一些过敏体质的女性服用磺胺类药物后可引发药疹、荨麻疹等过敏反应，导致外阴皮肤局部瘙痒。此外，使用药物冲洗阴道或在阴道内置入药物也可能发生过敏反应，导致瘙痒。

（7）营养因素：偏食的女性日常摄入食物中的铁、维生素 B_2、维生素 A、维生素 E、脂肪等营养成分不足，可导致外阴皮肤干燥、瘙痒。

（8）精神因素：一些女性尽管身体各方面都没有疾病，但在情绪过度紧张与烦躁的状态下，也会出现外阴瘙痒，不良情绪缓解后可恢复正常。

2. 如何治疗外阴瘙痒？

外阴瘙痒的治疗：首先治疗导致瘙痒的全身性疾病或局部疾病，同时服用抗过敏药物，补充维生素 A、维生素 C 和维生素 E 等；日常生活中要避免精神刺激，减少忧虑和紧张；少喝浓茶、酒等，少食辛辣刺激性食物；洗澡时水温不宜过高，不要用肥皂清洗外阴。

3. 如何预防外阴瘙痒？

很多外阴瘙痒都与生活方式有关，"把好生活关"是预防外阴瘙痒行之有效的方法。

（1）保持外阴清洁尤其是干燥，对预防外阴瘙痒十分重要。如需要使用清洗液，要在医生指导下使用。

（2）睡觉要穿宽松、舒适的内衣裤，不穿化纤织物的紧身内裤。

（3）注意饮食清淡，不要过多食用辛辣刺激性食物，不过量饮酒。

（4）避免用温度过高的水冲洗外阴，不使用刺激性物品如肥皂、沐浴液等清洗外阴。

（5）若出现瘙痒，千万不要用手抓挠。

（6）出现瘙痒后，需停止性生活。

（7）注意月经期卫生，使用合格的卫生巾，勤换内裤。

（四）毛滴虫性阴道炎

毛滴虫性阴道炎是由毛滴虫引起的下生殖道炎症。毛滴虫喜欢温暖潮湿的环境，女性的阴道最适合它生存。通常，一些健康女性的阴道内也有阴道毛滴虫，但并不引起阴道炎症，这是因为阴道内环境暂时不适合毛滴虫大量繁殖，或是毛滴虫毒力不强。但当阴道内环境发生变化，酸性减弱时，有利于毛滴虫大量繁殖，引起毛滴虫性阴道炎。女性在月经期、妊娠期和产后容易发病，因为此时抵抗力差，阴道内酸性减弱，适宜毛滴虫的生长和繁殖。毛滴虫可以通过性交直接传染，也可通过公共浴池、游泳池、马桶等间接传染。

1. 患毛滴虫性阴道炎后有哪些表现？

毛滴虫阴道炎最常见的症状是白带增多。急性期大量的白带有可能湿透内裤，患者因此常常需要使用卫生巾。白带为白色泡沫样，质稀，有特殊的臭味。外阴瘙痒，常伴有外阴烧灼感、性交痛，以及尿频、尿急、尿痛等泌尿道症状。医生检查可见有外阴抓痕，小阴唇、阴道口充血水肿，由于白带较多，常见稀脓样白带自阴道口流出，阴道黏膜充血水肿，有大量脓性泡沫状白带积聚，宫颈充血。

2. 如何诊断毛滴虫性阴道炎？

根据患者的主诉、病史、临床表现，特有的黄绿色带泡沫的白带，以及阴道窥器检查，见阴道及宫颈黏膜红肿，并有散在的出血点或"草莓状"突起，阴道 pH 值>5，即可做出诊断。但有时患者的阴道分泌物并不典型，故仍需采用涂片显微镜检查或微生物培养的方法，取阴道分泌物、前列腺液、尿液查阴道毛滴虫。

3. 如何治疗毛滴虫性阴道炎？

目前临床上用于治疗毛滴虫性阴道炎的药物主要是硝基咪唑类药物。毛滴虫阴道炎患者通常有其他部位的毛滴虫感染，比如尿道、尿道旁腺、前庭大腺的毛滴虫感染等，所以毛滴虫性阴道炎的治疗是需要全身用药的，即通过口服药物进行治疗。

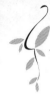

（1）用药方案一：甲硝唑 2g，单次口服；替硝唑 2g，单次口服。上述两种药服用一种即可，勿重复使用。

（2）用药方案二：口服甲硝唑 400mg，每天两次，连续服用 7 天。需要注意的是，患者服用甲硝唑 72 小时内或服用替硝唑 72 小时内不能饮酒，否则会出现皮肤潮红、呕吐、腹痛、腹泻等不良反应，对治疗和健康都是不利的。对于不能吃药或者不适宜全身用药的患者，可以选择阴道局部给药的方法，但治疗效果不如口服用药好。

小贴士

经过治疗，如果症状完全消失，患者就不用随诊了。但是毛滴虫性阴道炎是一种容易复发的疾病，一旦再次感染或者月经之后复发，患者必须继续治疗，直至症状消失。

4. 如何预防毛滴虫性阴道炎反复发作？

毛滴虫性阴道炎的主要传播途径是性接触。通过性接触，男性传染给女性的概率更大，而由于男性感染毛滴虫后常常没有任何症状，所以更容易成为传染源，并且是女性患者病情反复发作的原因之一。

为了避免女性患者反复感染，性伴要同时进行治疗，在治愈前不能有性生活，或不能有无保护的性生活。患者的内裤以及洗涤用的毛巾、衣物等，应煮沸 5～10 分钟，以消灭病原菌。在疾病治愈前，不要到公共浴室洗浴以及到游泳池游泳等，要有最起码的公德意识。

（五）外阴阴道念珠菌病

外阴阴道念珠菌病就是我们通常所说的念珠菌阴道炎或霉菌性阴道炎，是由念珠菌引起的一种常见妇科疾病。通常是念珠菌中的白色念珠菌引起的感染。白色念珠菌为条件致病菌，

10%~20%的非孕妇女及 30%的孕妇阴道中有此菌寄生，但菌量少，不引起症状。只有当全身及阴道局部抵抗力下降，白色念珠菌大量繁殖时，才会引发阴道炎症状。

外阴阴道念珠菌病的传播途径有内源性传染和外源性传染两种，主要传播途径是内源性传染，平时寄生于阴道、口腔、肠道的假丝酵母菌一旦条件适宜即可引起感染。少部分患者可通过性交直接传染，极少数患者可能通过接触感染者的衣物而感染。

念珠菌是一种真菌，对热的抵抗力不强，一般加热至 60℃ 1 小时后就会死亡。所以建议外阴阴道念珠菌病患者经常将内裤煮一下。

近年来，外阴阴道念珠菌病患病率呈逐年增长趋势，大约有75%的女性至少得过一次外阴阴道念珠菌病，其中 50%的人经历过一次复发。

1. 外阴阴道念珠菌病有哪些症状？

外阴阴道念珠菌病的典型症状是外阴瘙痒，且瘙痒时轻时重，时发时止，瘙痒严重时坐卧不宁、寝食难安，炎症较重时还可能出现排尿痛、性交痛等。白带增多是本病的另一主要症状。白带一般很稠，呈豆渣样或乳凝块状。

2. 如何治疗外阴阴道念珠菌病？

外阴阴道念珠菌病的治疗以局部用药为主，一般用药后 2~3 天症状减轻或消失。克霉唑阴道栓，隔 3 天用，共用 2 次。妊娠期外阴阴道念珠菌病的治疗原则：治疗时必须考虑的首要问题是药物对胎儿有无损害；治疗以局部用药为主，不能全身用药；仅限于有症状和体征的孕妇。

3. 如何预防外阴阴道念珠菌病反复发作？

（1）正规治疗，彻底治愈。

（2）夫妻双方同时治疗。

（3）养成良好的卫生习惯。勤换内裤，用过的盆、毛巾以及换下的内裤等均要用开水烫洗。平时最好用流动的水洗外阴，绝不能用洗脚盆洗外阴。

（4）不滥用抗生素。

（5）卫生巾打开包装后尽快用完，如用不完，下次用前应在日光下晾晒。

（六）细菌性阴道病

有些患者有白带增多，如牛奶状，有鱼腥味，但外阴不太痒的情况，在医院检查既不是毛滴虫感染，也不是霉菌感染，此种情况就可能是细菌性阴道病。细菌性阴道病的发生是由于阴道菌群失调，乳酸杆菌减少而导致其他病原体如加特纳菌、各种厌氧菌、弯曲弧菌等大量繁殖。患者的阴道分泌物含有一种不同于嗜血杆菌的细菌，这种细菌导致的炎症不明显，或者没有炎症改变，因此称为"阴道病"，而不称为"阴道炎"。

1. 细菌性阴道病有哪些症状？

细菌性阴道病表现为阴道分泌物增多，且有泡沫，有特殊鱼腥臭味，在月经期或性交后加重，可伴有轻度外阴瘙痒或烧灼感。分泌物呈灰白色，均匀一致，稀薄，常黏附于阴道壁，但黏度很低，检查时可以很轻易地将分泌物从阴道壁拭去。阴道黏膜无充血的炎症表现。

2. 引起细菌性阴道病的因素有哪些？

（1）频繁、混乱的性生活已成为细菌性阴道病的主要病因。

（2）接触被细菌污染的坐便器、浴盆、浴池座椅、毛巾，使用不洁卫生纸等，都可以造成感染。

（3）大量服用抗生素，改变了阴道的微环境，病原体大量繁殖，导致局部的细菌性阴道病发作。

（4）过度讲究卫生。有些女性过于讲究卫生，经常用药用洗液来灌洗阴道，这样做很容易破坏阴道的酸碱环境。

3. 如何治疗细菌性阴道病？

首选治疗方案：口服甲硝唑 400mg，每天 2 或 3 次，连服 7 天；局部外阴克林霉素软膏，每次 5g，每晚 1 次，连用 7 天；局部外阴 0.75% 甲硝唑软膏，每次 5g，每天 2 次，共 7 天。口服用药与局部用药疗效相似。

甲硝唑是治疗细菌性阴道病的首选药物，有较强的抗厌氧菌、抗加特纳菌的活性，而无抗乳酸杆菌的活性。服用甲硝唑后不能饮用酒精饮料，以免产生双硫仑样反应。妊娠头 3 个月禁用甲硝唑，因其可能有致畸作用。

4. 细菌性阴道病日常如何护理？

（1）外阴瘙痒时，不要用力抓搔，也不要用热水烫洗，可用洁尔阴洗液清洗外阴。忌辛辣食物及烟酒，以免化湿生热。

（2）一定要完成医生规定的治疗疗程。

（3）女性在炎症发作期应禁止性生活。

（4）一定要对毛巾和内裤进行充分消毒，煮沸 15 分钟，并放在阳光下晒干，平常也应放在通风、干燥的地方。避免反复感染。

（5）坚持每天换内裤，而且最好穿宽松、棉质的内裤，以保持阴道透气、干燥。

5. 如何预防细菌性阴道病？

（1）非月经期尽量不要使用卫生护垫：卫生护垫会使外阴透气性差，湿度、温度及 pH 值升高，从而使阴道菌群发生改变。

（2）避免经常冲洗阴道：长期冲洗阴道会使阴道酸度降低，不仅抑制了阴道乳酸菌属的生长，而且为致病菌的繁殖提供了条件，是最不可取的卫生习惯。

（3）尽量不要使用卫生棉条：如果卫生棉条消毒不严格，再加上月经期阴道 pH 值升高，细菌就会乘虚而入。

（七）阴虱病

阴虱病是虱病的一种，是由寄生在人体阴毛和肛门周围体毛中的阴虱叮咬附近皮肤而引起瘙痒的一种皮肤接触性传染性寄生虫病。阴虱病一般通过公用被褥和密切接触传播，内裤、床垫或坐便器均可间接传播，性接触也可以传播。

阴虱病主要的发病部位在阴毛区和肛周附近，也可见于腋毛、胸毛区。常见的症状为剧烈瘙痒，以晚间为甚，主要局限于耻骨部，也可累及肛周、下腹、腋部、睫毛及小腿，配偶或性伴可有类似症状。阴毛上黏附有灰白色砂粒样颗粒（虱卵）和缓慢移动的阴虱。阴虱也可一半钻入皮内，一半露于皮外。皮损为抓痕及血痂，或散在片状蓝色出血瘀斑，常见于股内侧、下腹和腰部。这是因为阴虱在吸血时，唾液进入血液而使血红蛋白变性。杀灭阴虱后，这种瘀斑可持续存在数月之久。患者内裤上常有点状污褐色血迹，为阴虱吸血处出血所致。过度搔抓可继发毛囊炎、脓疱疮和疖（细菌感染引起）。

1. 如何治疗阴虱病？

阴虱病患者的配偶/性伴需同时治疗。

（1）一般疗法：剃除阴毛，内衣、内裤、月经带及洗浴用具应煮沸消毒，保持清洁卫生。患者应避免性生活，以免传染他人。由于阴毛是阴虱寄生的地方，没有阴毛阴虱将失去其所需要的寄生地。为了彻底治疗，一般要求将阴毛剃去并焚烧，以彻底消灭阴虱赖以生存的环境。

（2）药物治疗：采用 0.01％二氯苯醚菊酯溶液（这是一种高效低毒杀虫剂），外搽使阴毛全部湿润，3 天后洗净即可。此药对阴虱卵也有杀灭作用，对人体无害。注意不要误食或滴入眼内。25％～50％的乙醇溶液每日外搽两次，连续 3 天，再用温米醋涂搽，可破坏阴虱卵与阴毛之间的黏着物，使阴虱卵易被除去。25％的苯甲酸苄酯乳剂、1％的六氯苯霜、10％的硫黄软膏或优力肤霜等均可杀灭阴虱。

如有继发感染，可局部外用抗生素软膏。如用上述方法治疗7～10天后，又有新的虱卵出现，则应重复治疗一次。

2. 如何预防阴虱病？

（1）控制传染源：如发现阴虱病患者，除及时治疗外，还应追踪传染源，对其配偶/性伴应予以及时检查和治疗。对患者使用的衣物、床上用品和其他污染物应煮沸灭虱或用熨斗熨烫。

（2）切断传播途径：杜绝卖淫嫖娼和性乱，搞好个人卫生，避免不洁性交。

（3）注意个人卫生：出差旅行时，不用公用浴巾，不穿他人内裤，不与他人共用卧具。日常生活中要经常对毛巾、床单、内衣裤进行煮沸清洗，日晒杀菌。对马桶、浴巾等公共物品进行消毒，尽量使用蹲便器。

（八）盆腔炎

1. 什么是盆腔？

女性的内生殖器（阴道、子宫、输卵管、卵巢）、骨盆内的腹膜和子宫周围的结缔组织构成了盆腔（图2-1）。

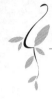

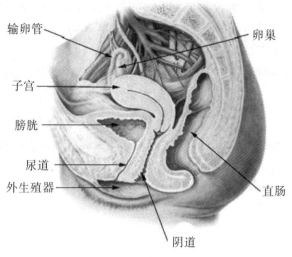

输卵管

卵巢

子宫

膀胱

尿道

外生殖器

直肠

阴道

图 2-1　女性盆腔示意图（正中矢状切面）

2. 什么是盆腔炎？

女性内生殖器、子宫周围结缔组织及盆腔腹膜的炎症称为盆腔炎。盆腔炎可仅限于盆腔的某个部位，也可几个部位同时发病。在盆腔器官的炎症中，以输卵管炎最常见，由于解剖部位相互邻近，往往是输卵管炎、卵巢炎、盆腔腹膜炎同时并存且相互影响。输卵管和卵巢的炎症又称为附件炎。慢性盆腔炎往往是急性期治疗不彻底迁延而来，其发病时间长，病情较顽固。

3. 哪些情况易引起盆腔炎？

（1）产后或流产后感染：分娩后产妇体质虚弱，宫颈口有恶露流出，未及时关闭，宫腔内有胎盘剥离面，分娩造成产道损伤，有胎盘胎膜残留，产后过早有性生活，病原体侵入宫腔内等，容易引起感染；自然流产、药物流产过程中阴道出血时间过长，有组织物残留于宫腔内，人工流产手术无菌操作不严格等均可能引起流产后感染。

（2）宫腔内手术操作后感染：宫腔内手术操作有放置或取出宫内节育环、刮宫术、输卵管通液术、子宫输卵管造影术、宫腔镜检查、子宫黏膜下肌瘤摘除术等。由于术前有性生活，手术消毒不严格，术前适应证选择不当，手术后急性感染发作并扩散；也有些患者手术后不注意个人卫生或不遵医嘱，导致细菌上行感染，引起盆腔炎。

（3）月经期卫生习惯不良：不注意月经期卫生，使用不洁的卫生巾和护垫，月经期盆浴及性交等均可导致病原体侵入而引起炎症。

（4）邻近器官的炎症直接蔓延：最常见的是患阑尾炎、腹膜炎时，可以通过直接蔓延引起盆腔炎；患慢性宫颈炎时，可通过淋巴循环引起盆腔结缔组织炎。

4. 盆腔炎有哪些特点？

（1）盆腔炎发病时，小腹两侧或一侧会有持续或间歇性的牵拉痛、坠闷感。初发时，只略有隐痛或不适，月经来潮时症状加重，故常为人们所忽视，并误以为是生理周期的正常反应。未婚、已婚女性均可患此病。

（2）盆腔炎可使输卵管闭锁，导致不孕。更为不好的后果是导致卵巢无法发挥正常的生理功能，造成内分泌失调，使女性的第二性征弱化甚至消失。

5. 盆腔炎有哪些症状？

盆腔炎分为急性盆腔炎和慢性盆腔炎两种。

（1）急性盆腔炎的症状：常见症状是下腹痛、发热、阴道分泌物增多，腹痛具有持续性，活动或性交后加重。病情严重者可有寒战、高热、头痛、食欲不振等症状。月经期发病者可出现经量增多、经期延长。若盆腔炎包裹形成盆腔脓肿，可引起局部压迫症状，压迫膀胱可出现尿频、尿痛、排尿困难，压迫直肠可出

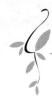

现里急后重等。急性盆腔炎进一步发展可引起弥漫性腹膜炎、败血症、感染性休克等，严重者可危及生命。

（2）慢性盆腔炎的症状：慢性盆腔炎是急性盆腔炎未能彻底治疗或患者体质较差，病程迁延所致。慢性盆腔炎的症状是下腹坠胀、疼痛、腰骶部酸痛，常在劳累、性交后及月经期前后加剧，患者一般月经异常、不规则。病程长时部分妇女可出现精神不振、全身不适、失眠等神经衰弱症状。慢性盆腔炎往往经久不愈，反复发作，导致不孕、输卵管妊娠，严重影响妇女的健康。

6. 如何治疗盆腔炎？

（1）药物治疗：抗生素为急性盆腔炎的主要治疗措施，包括静脉输液、肌内注射、口服等多种给药途径。应使用广谱抗生素并联合抗厌氧菌药物治疗，注意疗程足够。可联合中药治疗，以取得更好的疗效。

（2）手术治疗：有肿块如输卵管积水或输卵管卵巢囊肿者可行手术治疗；存在小的感染灶，反复引起炎症发作者亦宜行手术治疗。手术以彻底治愈为原则，避免遗留病灶引起复发，如进行附件切除术或输卵管切除术。对年轻女性应尽量保留卵巢功能。慢性盆腔炎单一疗法效果较差，以综合治疗为宜。

（3）物理疗法：温热的良性刺激可促进盆腔局部组织血液循环，改善组织营养状态，增强新陈代谢，有利于炎症的吸收和消退。常用的物理疗法有短波、超短波、离子透入（可加入各种药物如青霉素、链霉素等）、蜡疗等。中医也有中药包塌渍疗法。

（4）其他治疗：消除患者的思想顾虑，增强治疗的信心，加强营养和锻炼，注意劳逸结合，提高机体抵抗力。

7. 盆腔炎如何护理？

（1）患急性盆腔炎时或急性发作期间，要减少性交次数，防止病情加重，治疗期间应禁止性交。

（2）慢性盆腔炎的治疗需要较长时间，除用药物外，尤其要注意改善身体状况，增强抵抗力。

（3）加强月经期、产后、流产后的个人卫生，勤换内裤及卫生巾，避免受风寒，不宜过度劳累。

（4）盆腔炎容易导致身体发热，所以要注意多喝水，以降低体温。

（5）尽量避免不必要的妇科检查，以免扩大感染，导致炎症扩散。

8. 如何预防盆腔炎？

（1）孕期、月经期、产褥期要注意外阴的卫生，避免感染。

（2）还没有计划要孩子的夫妻要有效避孕，避免女方接受人工流产手术，减少感染的可能。

（3）阴道炎、宫颈炎等疾病的患者，需积极治疗，使炎症得到控制后再接受人工流产、取放节育环等手术，避免感染。

（4）注意性生活卫生，预防性病，月经期和怀孕后期禁止性交，避免感染。

（5）治疗急性盆腔炎要及时、彻底，防止其转变为慢性盆腔炎。

（九）子宫内膜炎

子宫内膜炎是各种原因引起的子宫内膜结构的炎性改变。细菌可沿阴道、宫颈上行或沿输卵管下行，或者经淋巴系统到达子宫内膜。如急性期炎症治疗不彻底，或经常存在感染源，则子宫内膜炎可反复发作，严重者可影响子宫肌层，导致子宫肌炎。子宫内膜炎分为急性子宫内膜炎和慢性子宫内膜炎两种。慢性子宫内膜炎常与慢性宫颈炎、慢性输卵管炎同时存在，是导致流产的最常见原因。

1. 子宫内膜炎的病因有哪些？

（1）产褥感染和感染性流产是急性子宫内膜炎的常见原因。分娩后宫腔内残留少量胎膜或胎盘，或胎盘附着部位子宫复旧不全，可引起慢性子宫内膜炎。

（2）宫腔手术操作，尤其是非正规人工流产，可导致细菌入侵发生感染。宫内节育环的长期刺激可引起慢性子宫内膜炎。

（3）不注意个人卫生。月经期性交及与患有性病的异性性交，也易导致此病。

（4）宫腔内病变，如子宫内膜息肉、子宫黏膜下肌瘤或子宫内膜癌等，可引起子宫内膜感染。

（5）其他妇科感染：宫颈炎、阴道炎的上行感染，输卵管炎症、卵巢炎症的下行蔓延，均可导致子宫内膜炎的发生。

（6）雌激素水平低下：更年期或绝经期后体内雌激素水平下降，阴道内酸度下降，宫颈黏液栓减少，人体的生理屏障功能减弱，细菌易于侵入。

2. 子宫内膜炎有哪些症状？

（1）急性子宫内膜炎的症状：轻度发热，下腹痛，白带增多，有时为血性，若为厌氧菌感染可有恶臭。分娩或流产后发生的急性子宫内膜炎症状较重，其他原因引起的子宫内膜炎症状较轻。

（2）慢性子宫内膜炎的症状：盆腔区域疼痛、白带增多、月经量过多、痛经等。

3. 如何治疗子宫内膜炎？

（1）一般处理：

1）可静脉补充营养及水分，并注意纠正电解质紊乱及酸中毒。

2）急性子宫内膜炎患者应卧床休息，宜采取半卧位，以利于炎症的局限化以及宫腔分泌物的引流。

3）做下腹热敷以促进炎症吸收并止痛。

4）保持大便通畅以减轻盆腔充血，有利于毒素排出。

5）高热时可物理降温。

6）应避免过多的妇科检查，以防止炎症扩散。

（2）药物治疗：以抗生素治疗为主。抗生素治疗的原则：经验性、广谱、及时和个体化，选择的抗生素应覆盖所有可能的病原体，或根据病原体培养及药敏结果选择。待抗生素达到一定剂量、炎症得以控制时，方可行刮宫术，以防止炎症扩散。如果子宫有活动性出血，可在应用大量抗生素的情况下清理宫腔。

4. 如何预防子宫内膜炎？

（1）注意个人卫生。月经期杜绝性交，不与性病患者性交。

（2）积极治疗妇科疾病。

（3）尽量避免人工流产手术。建议使用安全套避孕。

（十）宫颈炎

宫颈炎是妇科常见疾病之一，多见于育龄妇女，由宫颈受损伤和病原体侵袭而致，包括宫颈阴道部炎症及宫颈管黏膜炎症。宫颈是阻止下生殖道病原体进入上生殖道的重要防线，但宫颈管单层柱状上皮细胞本身抗感染能力较差，若受到性交、分娩、流产、手术等机械性刺激而受损，就易发生感染。临床上将宫颈炎分为急性宫颈炎和慢性宫颈炎两种，以慢性宫颈炎居多。急性宫颈炎主要表现为宫颈红肿、宫颈管黏膜水肿，常伴急性阴道炎或急性子宫内膜炎。慢性宫颈炎有宫颈糜烂、宫颈肥大、宫颈息肉、宫颈腺滤泡囊肿和宫颈外翻等多种表现。慢性宫颈炎与宫颈癌有一定的关系，应积极防治。30 岁以上有宫颈炎的妇女应定期做宫颈刮片检查。

1. 宫颈炎是怎么引起的？

（1）引起急性宫颈炎的因素：

1）分娩或流产时有可能造成宫颈裂伤，其后的继发感染是急性宫颈炎的常见病因。此外，性生活过于频繁也会增加宫颈感染的机会。

2）有些女性过于注意卫生，使用高浓度的酸性或碱性溶液冲洗阴道，殊不知这样会破坏阴道和宫颈的微环境，导致宫颈炎和阴道炎。

3）急性毛滴虫性阴道炎、霉菌性阴道炎、细菌性阴道病可引起急性宫颈炎，淋病双球菌感染也常导致急性淋菌性宫颈炎。

（2）引起慢性宫颈炎的因素：慢性宫颈炎可由急性宫颈炎迁延而来，也可由病原体持续感染导致。不洁性生活、雌激素水平下降、阴道异物长期刺激等均可引起慢性宫颈炎。流产、分娩、阴道手术损伤宫颈后继发感染，也可能不引起急性症状，而直接引起慢性宫颈炎。

2. 宫颈炎有哪些症状？

（1）急性宫颈炎的症状：主要症状是白带过多，有时这甚至是唯一的症状。白带呈脓性，或混有血。急性宫颈炎常有腰酸、腰痛、下腹下坠感、性交痛、尿频、尿痛等症状。

妇科检查可见宫颈黏膜充血、肿大，有脓性白带从宫颈口流出，量多，重者伴有宫颈糜烂、坏死、溃疡，并常与急性阴道炎、急性子宫内膜炎并存。

（2）慢性宫颈炎的症状：慢性宫颈炎患者可无症状，有时白带增多可为唯一症状。白带呈淡黄色，有时可带有血丝，也可有接触性出血。偶有分泌物刺激引起外阴瘙痒不适。下腹或腰骶部疼痛，月经期、排便时加重，可有性交痛。当炎症蔓延，形成慢性子宫旁结缔组织炎时疼痛更甚。当炎症波及膀胱三角区或膀胱周围的结缔组织时，可出现尿路刺激症状，如尿频或排尿困难等。部分患者可有月经不调、痛经、盆腔沉重感等。

3. 如何诊断宫颈炎？

（1）急性宫颈炎的诊断：

1）阴道分泌物增多。

2）宫颈充血、水肿、糜烂，有黏液脓性分泌物自宫颈管流出。

3）沙眼衣原体宫颈炎可见宫颈红肿、黏膜外翻、宫颈触痛，有接触性出血。

4）淋病奈瑟菌感染者除上述宫颈病变外，还可见尿道口、阴道口黏膜充血、水肿和大量脓性分泌物。

5）宫颈黏液革兰染色涂片中每个高倍视野有 30 个以上或每个油镜视野有 10 个以上的中性粒细胞。

6）诊断的关键是明确病原体。

（2）慢性宫颈炎的诊断：

1）白带增多、黏稠，或呈脓性，或带有血丝。慢性宫颈炎临床上分为宫颈糜烂（轻度、中度、重度）、宫颈息肉和宫颈腺滤泡囊肿，以宫颈糜烂最多见。

2）阴道分泌物明显增多，或黄或红，可呈脓性，气味腥臭。

3）性交疼痛，性交后阴道出血，下腹坠痛。

4）严重慢性宫颈炎患者有接触性出血，并可能导致不孕。结合阴道内镜观察，即可诊断本病。

4. 如何治疗宫颈炎？

（1）急性宫颈炎的治疗：主要为抗生素治疗，以全身治疗为主，力求彻底，以免转变为慢性宫颈炎。若患者的病原体为沙眼衣原体及淋病奈瑟菌，应对其配偶/性伴进行相应的检查及治疗。

（2）慢性宫颈炎的治疗：以局部治疗为主，不同病变采用不同的治疗方法。

1）对于持续性宫颈管黏膜炎，需明确有无沙眼衣原体及淋病奈瑟菌的再次感染、配偶/性伴是否已进行治疗、阴道微生物群失调是否持续存在，针对病因给予治疗。对病原体不明者，尚无有效治疗方法，可试用物理治疗，如电熨、激光、冷冻、微波红外线等，也可给予中药治疗，或将其作为物理治疗前后的辅助治疗。但治疗前必须筛查排除宫颈上皮内瘤变和宫颈癌。对于重度糜烂或久治不愈者，可考虑宫颈锥切术。

2）宫颈息肉行息肉摘除术，术后将切除息肉送病理组织学检查。

3）宫颈肥大一般无需治疗。

小贴士

宫颈息肉是妇科常见病，也是慢性宫颈炎的一种，由炎症刺激使宫颈内膜组织增生而形成，所以也叫宫颈内膜息肉。宫颈息肉多数是良性的，只有极少数会发生恶变。

宫颈肥大是慢性宫颈炎的一种，病原体感染宫颈黏膜引起炎性改变。宫颈肥大一般不需治疗。

5. 宫颈炎日常如何护理？

（1）急性宫颈炎的日常护理：

1）治疗后 2~3 天，阴道会有较多的血性或黄水样分泌物排出，一般 3 周左右停止。阴道分泌物过多，感觉不适时，可用温水或 1∶5000 高锰酸钾液清洗外阴，早晚各 1 次。

2）平时要穿着全棉内裤，勤换洗，以保持外阴清洁。

3）月经期暂停宫颈上药，治疗期间禁止性交。不要进游泳池游泳，以防交叉感染。

4）不宜用高锰酸钾类溶液洗下身。高锰酸钾类溶液，不仅会刺激和腐蚀外阴皮肤和阴道黏膜，还会吸收该处的水分，造成皮肤和黏膜干燥。另外，健康女性阴道内生存着大量有益的阴道杆菌，它们能将阴道表皮细胞中储存的糖原分解成乳酸，杀死侵入阴道的病菌。长期使用高锰酸钾类溶液，会杀死大量阴道杆菌，使阴道失去酸性环境。

5）不要大量使用抗生素。市面上大多数妇科药品含有甲硝唑、克霉唑类抗生素，过多使用这类药品的直接后果就是使病菌产生耐药性，破坏阴道菌群间的制约关系，导致真菌生长旺盛，治疗周期不断延长，药品剂量不断增加，使疾病得不到有效治疗。

（2）慢性宫颈炎的日常护理：

1）保持外阴清洁，常换内裤。内裤应选纯棉织品，以防止炎症发生。

2）在术后1个月内、月经干净后定期到医院复查，以了解创面的愈合情况。

3）在创面尚未完全愈合期间（术后4～8周）应避免盆浴、性交及阴道冲洗。

4）慢性宫颈炎病程较长，患者要主动配合医生，坚持治疗。

5）慢性宫颈炎，尤其是宫颈糜烂，患者在治疗前应先做宫颈刮片，以排除早期宫颈癌。

6）保证休息，多吃水果、蔬菜，清淡饮食。

7）久治不愈者，必要时可接受手术治疗。

6. 如何预防宫颈炎？

（1）拒绝不洁性交及非正常性交。

（2）避免人工流产，以免造成宫颈损伤，引起炎症。

（3）定期进行妇科检查，早发现、早治疗。

（十一）子宫内膜异位症

子宫内膜是宫腔内部的一层膜样组织，会发生周期性、规律性的脱落，形成月经。子宫内膜异位症是指有活性的内膜细胞种植在子宫内膜以外的位置而导致的一种常见妇科疾病。子宫内膜异位如图2-2所示。

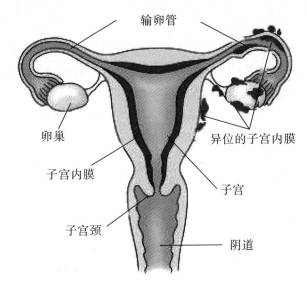

图2-2　子宫内膜异位示意图

1. 子宫内膜异位症有哪些表现？

（1）严重痛经。

（2）下腹长期疼痛。有些患者不来月经时也有腹痛，来月经后疼痛更厉害。

（3）性交不适，一般表现为深部性交痛，月经来潮前性交疼痛更明显。

（4）月经失调。

2. 如何治疗子宫内膜异位症？

症状较轻者可采用药物治疗，严重者需手术治疗。由于子宫内膜异位症的病程长，不容易治疗，治疗花费较大，影响生活质量，所以应尽量避免患病。

3. 如何预防子宫内膜异位症？

（1）减少医源性创伤的机会：月经期不要做妇科检查，不做或少做人工流产，月经量过多者尽量不要使用宫内节育器避孕。各种输卵管通畅试验，宫颈冷冻、电烙、钳切和整形术均禁止在月经前进行，而应在月经干净后2~5天实施。人工流产吸宫后不宜再用手挤压子宫。避免将破碎的子宫内膜残片带入损伤的组织，防止手术操作引起子宫内膜种植。

（2）预防高危因素：有子宫内膜异位症家族史者应定期做妇科检查，以便及时发现，及早治疗。提倡晚婚，适时生育。

（3）讲究月经期卫生和性卫生：月经期尽量避免登山、骑自行车、长跑等加重腹压的运动。应绝对禁止在月经期性交，杜绝多个性伴，避免经血倒流。

（4）积极预防可能引起子宫内膜异位症的疾病：及时发现处女膜闭锁、宫颈狭窄、生殖道梗阻及无阴道等畸形，一经确诊应及时进行手术矫治，以免经血淤积于子宫内并逆流进入输卵管和盆腔，导致子宫内膜异位症。

（5）口服避孕药：口服避孕药有预防子宫内膜异位症的作用，对已患病者也有减轻症状的作用。

（6）规律的体育运动：体育运动可以增强体质，提高人体抵抗力，减少发生子宫内膜异位症的风险。

三、常见性传播疾病

各种通过性接触、类似性行为接触等传播的疾病统称为性传播疾病（简称性病）。感染后常在生殖器部位发生病变，可导致生殖器畸形、不孕等后遗症，严重危害人的身心健康，殃及家庭。常见的性传播疾病有淋病、生殖道沙眼衣原体感染、尖锐湿疣、梅毒、生殖器疱疹、艾滋病等。

（一）淋病

淋病是淋病奈瑟菌（简称淋球菌）引起的以泌尿生殖系统化脓性感染为主要表现的性传播疾病。淋病多发生于性活跃的青年男女。淋病主要是通过性接触传播的，商业性行为、性生活混乱等是引起淋病的主要因素。极少部分人可通过接触淋病患者的衣物、马桶、游泳池等传染。患有淋病的妇女可在怀孕或分娩过程中将淋球菌传给胎儿及新生儿，使新生儿患上淋病，影响新生儿的生长发育。

1. 淋病有哪些症状？

男性患者的典型症状是尿痛、尿道口红肿及溢脓，可有尿急、尿频及全身不适。女性患者的症状一般较男性轻，常表现为白带增多、脓性，有腰痛、下腹痛、宫颈红肿，前庭大腺红肿及疼痛，可有较轻的尿急、尿频、尿痛、尿道口红肿及少量的脓性分泌物。幼女可有外阴阴道炎、外阴及肛门周围皮肤黏膜红肿、阴道溢脓。

2. 淋病可以治好吗？

只要及早治疗，淋病是可以治好的。配偶/性伴如有感染应同时接受治疗。治疗淋病的常用药物是第三代头孢菌素，如头孢曲松、头孢噻肟、头孢克肟等。

3. 怎样避免得淋病？

（1）保持健康的性生活，避免混乱的性关系、不洁的性生活，拒绝多个性伴。提倡性交时使用安全套。

（2）将淋病患者的内裤洗净，煮沸或在烈日下暴晒，以杀死淋球菌。淋球菌最怕干燥，在干燥环境中1～2小时即可死亡。淋球菌在高温或低温条件下都易死亡。不要与淋病患者共用洗下身的水盆、毛巾等。

（二）生殖道沙眼衣原体感染

生殖道沙眼衣原体感染是指由沙眼衣原体引起的以泌尿生殖道炎症为主要表现的性传播疾病。沙眼衣原体引起的疾病较多，可累及眼、生殖道和其他器官。

对于成人，生殖道沙眼衣原体感染的传播途径通常是性传播。通过手-眼接触可导致包涵体结膜炎。孕妇感染还可以通过母婴传播感染新生儿。

很多感染者无明显临床表现，但可能有严重的后遗症，也是主要的传染源。

1. 生殖道沙眼衣原体感染后有哪些表现？

男性感染主要发生尿道炎。

女性感染主要发生宫颈炎和尿道炎。生殖道沙眼衣原体感染的孕妇可增加早产、低出生体重和胎膜早破的危险。如未经有效治疗，可传染新生儿，引起新生儿眼炎及肺炎。

2. 如何治疗生殖道沙眼衣原体感染？

沙眼衣原体感染的治疗目的是治愈感染，防止产生合并症，

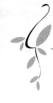

阻断进一步传播。治疗原则是早发现、早治疗，用药足量、足疗程。配偶/性伴需同时治疗。

3．如何预防生殖道沙眼衣原体感染？

（1）提倡行为改变，如不发生非婚性行为、推迟首次性交时间、减少性伴数目、慎重选择性伴、使用安全套等。

（2）如果有非婚性行为或其他不安全的性行为，并出现尿道症状、白带异常等情况，应及时到正规医院就诊，及早诊断，及时治疗，避免发生合并症和后遗症。

（三）尖锐湿疣

尖锐湿疣又叫生殖器疣或性病疣，是由人乳头瘤病毒（HPV）感染导致的以肛门和生殖器部位增生性损害为主要表现的性传播疾病。此病较为常见，大多发生于 18～50 岁的中青年人。潜伏期为 1～8 个月，平均 3 个月。性接触是最主要的传播途径，故本病在性关系混乱的人群中较易发生。少部分人可因接触患者使用过的物品而发病，如内衣、内裤、浴巾、澡盆、马桶圈等。分娩过程中人乳头瘤病毒可能通过母婴传播而引起婴儿的喉乳头状瘤病等。

1．尖锐湿疣有哪些症状？

尖锐湿疣患者的生殖器、会阴、肛周、口腔、乳房等处会出现多个粉红色、灰白色或灰褐色丘疹或菜花样赘生物。女性会有白带增多的症状。

2．如何治疗尖锐湿疣？

尖锐湿疣的治疗原则是去除增生的疣体。目前常用的治疗方法有物理治疗和药物治疗两种。各种治疗方法虽然可以有效去除疣体，降低其传染性，但不能根除。

虽然尖锐湿疣的治疗效果比较好，但复发率较高，去除的疣体可能不久后又会长出来。在这种情况下，要格外注意患者是否同时还有淋球菌、衣原体、支原体、毛滴虫、霉菌等病原体感染，如果有，应该同时治疗。

3. 如何预防尖锐湿疣？

（1）坚决杜绝性乱：尖锐湿疣主要通过性接触感染。家庭中一方从社会上染病，又通过性生活传染给配偶，还通过密切生活接触传染给家人，既带来生理上的痛苦，又造成家庭不和。

（2）防止接触传染，注意个人卫生：不使用别人的内衣、泳装及浴盆；在公共浴池不洗盆浴，提倡淋浴，沐浴后不直接坐在浴池的坐椅上；在公共厕所尽量使用蹲式马桶，上厕所前后用肥皂洗手。

（四）梅毒

梅毒是由梅毒螺旋体引起的慢性、系统性性传播疾病，主要通过性接触传播，临床上可分为一期梅毒、二期梅毒、三期梅毒、潜伏梅毒和先天梅毒（胎传梅毒）等。梅毒在《中华人民共和国传染病防治法》中被列为乙类病种。

梅毒患者的皮肤、黏膜中含梅毒螺旋体。未患病者在与梅毒患者的性接触中，皮肤或黏膜若有细微破损即可患病。极少数患者可通过输血途径传染。早期获得性梅毒患者是传染源，95％以上是通过危险的或无保护的性接触传染，少数通过亲吻、输血、污染的衣物等传染。先天梅毒由患梅毒的孕妇传染，患有一期梅毒、二期梅毒和潜伏梅毒的孕妇传染给胎儿的概率相当大。

1. 梅毒有哪些症状？

（1）一期梅毒的症状：标志性的临床特征是硬下疳。在与梅毒患者性交时，梅毒螺旋体经黏膜或皮肤擦伤处侵入人体，在性交后 10～90 天发病。主要症状为外阴出现暗红色丘疹，其后丘疹表面糜烂，形成溃疡。女性患者多发于大小阴唇、阴蒂、阴道前庭、宫颈等处，肛门部位也可能发生。硬下疳的特点是无疼

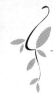

痛、无触疼，质硬如软骨，不经治疗 3～8 周内症状消失，但这并不意味着梅毒已痊愈，而是经过一段时间后进入二期梅毒。

（2）二期梅毒：此时梅毒螺旋体已经通过血液循环播散到全身各组织器官，出现全身性梅毒疹。主要病变发生在皮肤和黏膜，也可伴发皮肤附件损害，在此之前会出现轻重不同的前兆症状，如发热、头痛、骨痛、神经痛和食欲不振等，当皮疹出现后，这些症状会逐渐消失。皮疹一般不痛不痒，发生于肛周及外阴的多是扁平湿疣，发生在头皮毛囊周围的为"鼠咬状"脱发。

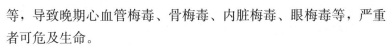

（3）三期梅毒：又称为晚期梅毒。多由早期梅毒未经治疗或治疗不彻底发展而成。除损害皮肤和黏膜引起梅毒性结节、树胶肿、近关节结节等病症外，还可能侵犯神经系统、心血管及其他内脏、骨骼等，导致晚期心血管梅毒、骨梅毒、内脏梅毒、眼梅毒等，严重者可危及生命。

2. 如何治疗梅毒？

对于梅毒，医务人员强调早诊断、早治疗、疗程规则、剂量足够。治疗后定期进行临床和实验室随访。配偶/性伴要同查同治。早期梅毒经彻底治疗可临床痊愈，消除传染性。晚期梅毒的治疗可消除组织内炎症，但已破坏的组织难以修复。治疗目的是控制症状，延长寿命。

3. 如何预防梅毒？

首先应加强健康教育和宣传，避免不安全的性行为。其次应采取以下措施。

（1）追踪患者的配偶/性伴，查找患者的所有性接触者，进行预防检查，追踪观察并给予必要的治疗，未治愈前禁止性交。

（2）对可疑患者均应进行预防检查，做梅毒血清试验，以便早期发现患者并及时治疗。

（3）对患梅毒的孕妇应及时给予有效治疗，以防止其将梅毒传染给胎儿。未婚的梅毒感染者最好治愈后再结婚。

（4）梅毒患者应注意劳逸结合，进行必要的功能锻炼，保持良好的心态。

（5）注意生活细节，防止传染他人：早期梅毒患者有较强的传染性，晚期梅毒患者虽然传染性逐渐减小，但也要小心进行防护。患者的内裤、毛巾应及时单独清洗，煮沸消毒，不与其他人同盆而浴。发生硬下疳或外阴、肛周扁平湿疣时，可以使用清热解毒、除湿杀虫的中草药煎水熏洗。

（6）梅毒患者在未治愈期间应禁止性交，如性交则必须使用安全套。

（五）生殖器疱疹

生殖器疱疹是由单纯疱疹病毒（HSV）引起的性传播疾病。人是单纯疱疹病毒的唯一自然宿主。

感染者主要通过性接触将病毒传染给其配偶/性伴。男性同性性行为者传染的风险很大。有时在口唇及其周围患有疱疹的人，可通过口－生殖器性交，使对方感染生殖器疱疹。因此，不同方式的异性性行为或同性性行为都可能传播生殖器疱疹。由于有感染性的病毒能在潮湿的环境中存活数小时，因而也有可能在少数情况下通过污染物间接传播。

1. 生殖器疱疹有哪两种类型？

生殖器疱疹可分为原发性生殖器疱疹和复发性生殖器疱疹。

（1）原发性生殖器疱疹：潜伏期为 3~14 天，外生殖器或肛周有群簇或散在的小水疱，2~4 天后破溃形成糜烂或溃疡，患者感觉疼痛。腹股沟淋巴结肿大，有压痛。患者常有发热、头痛、

47

乏力等全身症状。病程为 2~3 周。

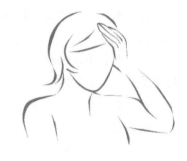

（2）复发性生殖器疱疹：皮疹反复发作，有烧灼感、针刺感或感觉异常。外生殖器或肛周有成簇的小水疱，病程为 7~10 天。

2. 如何治疗生殖器疱疹？

生殖器疱疹主要采用抗病毒治疗。治疗的目的是缓解症状、减轻疼痛、缩短病程、防止继发感染等。目前的治疗方法尚不能达到彻底清除病毒、消除复发的效果。

3. 如何预防生殖器疱疹？

（1）强调患者应将病情告知其配偶/性伴，取得配偶/性伴的谅解和合作，避免在复发前驱症状或皮损出现时性交，或更好地采用屏障式避孕措施，以减少传染给配偶/性伴的风险。

（2）提倡安全套等屏障式避孕措施。安全套可减少生殖器疱疹传播的风险，但在皮损出现时性交，即使使用安全套也可能传染。

（3）改变性行为方式，避免非婚性行为，杜绝多个性伴。

（六）艾滋病

艾滋病是一种危害性极大的性传播疾病，由感染艾滋病病毒（HIV）引起。HIV 是一种能攻击人体免疫系统的病毒。艾滋病全称为"获得性免疫缺陷综合征"，英文缩写为 AIDS。HIV 进入人体后会感染体内的防御细胞，破坏免疫系统，使人体对致病微生物和肿瘤的抵抗力大大下降。它把人体免疫系统中最重要的 CD4$^+$T 淋巴细胞作为主要攻击目标，大量破坏这类细胞，使人体丧失免疫功能，易于感染各种疾病，并可能发生恶性肿瘤，病死率较高。HIV 感染者要经过数年，甚至长达 10 年或更长的潜伏期后才会发展成艾滋病患者。艾滋病患者因机体抵抗力极度下降，会出现多种感染，后期常常发生恶性肿瘤，并发生长期消耗，以致全身衰竭而死亡。

HIV与乙肝病毒一样，主要通过母婴传播、性接触传播和血液传播三种途径传播。不仅输入含有HIV的血液制品会导致感染，共用被HIV污染的针头、针具或其他尖锐器具也会导致感染。

根据基因差异，HIV分为两种类型，即HIV-1和HIV-2，两型均为单链RNA病毒，属于逆转录病毒科。HIV-1是目前所知人类遗传变异最大的病原体，它具有复制迅速、突变率高和重组三个特点。HIV-2的生物学特性与HIV-1相似，但传染性较低，引起的艾滋病临床进展较慢，症状较轻。

1. 艾滋病有哪些症状？

艾滋病发病以青壮年居多。在感染艾滋病后，患者往往容易患一些罕见的疾病，如肺孢子虫肺炎、弓形体病、非典型性分枝杆菌与真菌感染等。

感染HIV后，最开始的数年至10余年可无任何临床表现。一旦发展为艾滋病，患者就会出现各种临床症状。一般初期症状如同普通感冒，可有全身疲乏无力、食欲减退、发热等，随着病情的加重，症状日见增多，如皮肤、黏膜出现白色念珠菌感染，以及单纯疱疹、带状疱疹等，之后渐渐侵犯内脏器官，出现原因不明的持续性发热，可长达3~4个月，还可出现咳嗽、气促、呼吸困难、持续性腹泻、便血、肝脾大、恶性肿瘤等。临床症状复杂多变，但并非每个患者都会出现上述所有症状。病变侵犯肺部时，常出现呼吸困难、胸痛、咳嗽等，侵犯胃肠可引起持续性腹泻、腹痛、消瘦无力等。

（1）一般症状：持续发烧、虚弱、盗汗，持续广泛性全身淋巴结肿大。特别是颈部、腋窝和腹股沟淋巴结肿大更明显。淋巴结直径在 1cm 以上，质地坚实，可活动，无疼痛。3 个月之内体重下降可达 10% 以上，最多可下降 40%，患者消瘦特别明显。

（2）呼吸道症状：长期咳嗽、胸痛、呼吸困难，严重时痰中带血。

（3）消化道症状：食欲下降、厌食、恶心、呕吐、腹泻，严重时可便血。用于治疗消化道感染的药物对这种腹泻通常无效。

（4）神经系统症状：头晕、头痛、反应迟钝、智力减退、精神异常、抽搐、偏瘫、痴呆等。

（5）皮肤和黏膜损害：单纯疱疹、带状疱疹、口腔和咽部黏膜炎症及溃烂。

（6）肿瘤：可出现多种恶性肿瘤，位于体表的卡波西肉瘤可见红色或紫红色的斑疹、丘疹和浸润性肿块。

2. 艾滋病患者需要做哪些检查？

（1）机体免疫功能检查：$CD4^+ T$ 淋巴细胞耗竭，外周血淋巴细胞显著减少，$CD4 < 200/\mu l$，$CD4/CD8 < 1.0$（正常人为 1.25~2.1）。迟发型变态反应皮试阴性，有丝分裂原刺激反应低下，NK 细胞活性下降。

（2）各种致病性感染的病原体检查：用聚合酶链式反应（PCR）检测相关病原体以及对恶性肿瘤进行组织病理学检查。

（3）HIV 抗体检测：采用酶联免疫吸附法、明胶颗粒凝集试验、免疫荧光法、免疫印迹法、放射免疫沉淀法等，其中前三项常用于筛选试验，后两项用于确证试验。

（4）用聚合酶链式反应检测 HIV。

3. 如何诊断艾滋病？

（1）急性期的诊断：患者近期内有流行病学史和临床表现，结合实验室 HIV 抗体检测结果由阴性转为阳性即可诊断，或仅靠实验室检查 HIV 抗体由阴性转为阳性即可诊断。80% 左右的

HIV 感染者感染后 6 周初筛试验可检出抗体，几乎所有的感染者感染 12 周后可检出抗体，只有极少数患者在感染 3 个月或 6 个月后才检出。

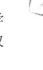

（2）无症状期的诊断：有流行病学史，结合 HIV 抗体阳性即可诊断，或仅靠实验室检查 HIV 抗体阳性即可诊断。

（3）艾滋病期的诊断：

1）原因不明的持续不规则发热，38℃以上，超过 1 个月。

2）慢性腹泻次数多于 3 次/天，超过 1 个月。

3）6 个月之内体重下降 10％以上。

4）反复发作的口腔白色念珠菌感染。

5）反复发作的单纯疱疹病毒或带状疱疹病毒感染。

6）肺孢子虫肺炎（PCP）。

7）反复发生的细菌性肺炎。

8）活动性结核或非结核分枝杆菌病。

9）深部真菌感染。

10）中枢神经系统占位性病变。

11）中青年人出现痴呆。

12）活动性巨细胞病毒感染。

13）弓形虫脑病。

14）青霉菌感染。

15）反复发生的败血症。

16）皮肤和黏膜或内脏的卡波西肉瘤、淋巴瘤。

4．如何治疗艾滋病？

目前在全世界范围内仍缺乏根治艾滋病的有效药物。现阶段的治疗目标：最大限度和持久地降低病毒载量，维持免疫功能和获得免疫功能重建，提高生活质量，降低 HIV 相关疾病的发病

6. 什么是艾滋病母婴传播?

艾滋病母婴传播主要发生在妊娠、分娩和哺乳三个阶段,即宫内传播、产程传播和产后传播。

(1) 宫内传播:妊娠期间,HIV 通过胎盘感染胎儿。宫内传播占母婴传播的 25%～38%。有研究显示,不同妊娠期母婴传播率不同,妊娠 0～4 周为 1%,妊娠 14～36 周为 4%,妊娠 36 周至分娩为 12%,提示妊娠晚期母婴传播的危险性较高。

(2) 产程传播:在分娩过程中,胎儿经过产道与带有 HIV 的母亲的血液或宫颈、阴道分泌物接触而感染 HIV。有研究发现,分娩过程中艾滋病母婴传播率为 8%～12%。目前认为产程中发生艾滋病母婴传播的风险最大。

(3) 产后传播:产后哺乳也是艾滋病母婴传播的重要途径。HIV/AIDS 母亲的乳汁中含有 HIV。HIV/AIDS 母亲通过产后哺乳将 HIV 传播给婴儿,母乳喂养时间越长,婴儿感染 HIV 的风险越大。母乳喂养 1 年,艾滋病母婴传播的风险为 10%～20%。

7. 艾滋病母婴传播的危险因素有哪些?

(1) 母亲因素:HIV/AIDS 孕妇血浆中的病毒是导致母婴传播的最直接因素。母体中 HIV 病毒载量越高,母婴传播的概率越大。

$CD4^+T$ 淋巴细胞计数与母婴传播率成反比。它与血浆高病毒载量有关,病毒载量越高,$CD4^+T$ 淋巴细胞计数越低,孕产妇的免疫状况越差,母婴传播率越高。

另外,母亲无保护性行为、多性伴、吸毒等不良行为,以及合并各种性病等都有可能增加母婴传播率。

(2) 产科因素:胎盘因素是发生宫内传播的直接因素。当HIV/AIDS 孕妇体内病毒载量超过胎盘的缓冲能力,或者由于

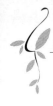

各种原因如绒毛膜羊膜炎、胎盘早剥、感染等造成胎盘炎症或破损，使胎盘屏障受到破坏时，就可能发生母婴传播。

孕期如果进行胎儿镜检查、羊水穿刺等损伤性操作，可增加损伤胎盘、胎膜和胎儿的风险。产时侵袭性操作如人工破膜、会阴侧切、产钳助产、吸引器助产等，以及血性羊水、产程过长、宫缩过强和产后出血等均可增加产程传播的风险。经阴道分娩的双胞胎中第一胎比第二胎有更高的感染风险。

（3）婴儿因素：早产和低出生体重（＜2500g）是母婴传播的危险因素，特别是孕周<34周的早产会增加母婴传播的风险。这与早产儿、低出生体重儿的免疫功能差，胎盘屏障保护性欠佳及孕妇抗病毒药物治疗不足有关。

（4）母乳喂养：产后母乳喂养以及母亲患乳腺疾病（如乳头皲裂或乳腺炎等）均是母婴传播的危险因素。

8. 什么是预防艾滋病母婴传播检测与咨询？

预防艾滋病母婴传播检测与咨询可为妇女、孕产妇及其家人提供相关信息，帮助其减少高危行为，促进其接受艾滋病检测，及时发现HIV/AIDS妇女或孕产妇，为其提供防止艾滋病母婴传播的干预措施，是开展治疗、关怀和支持的先决条件。医务人员主动提供预防艾滋病母婴传播检测与咨询，可使HIV抗体检测率大大提高，发现更多的HIV/AIDS患者，减少艾滋病的传播。

（1）时间：按照预防艾滋病母婴传播策略，在提供婚前检查、孕前检查、产前检查、助产服务和产后保健等孕产期保健服务时，应常规尽早开展HIV抗体检测和HIV/AIDS咨询，扩大覆盖面。在孕前期、孕早期提供检测与咨询服务是减少母婴传播的基础，使HIV/AIDS孕产妇尽早获知防止母婴传播的措施，能够有效减少母婴传播。对于在某一时期接受HIV抗体检测者，尽管结果为阴性，在其他保健服务时期应再次进行HIV抗体检测，以确定近期是否被感染。对于在任何时期发现的 HIV/AIDS 患者，要及时提供转介服务和预防艾滋病母婴传播的措施。

（2）目的。

1）对于未感染妇女：帮助其了解自身是否感染，告知预防措施，杜绝或减少易致感染的危险行为。

2）对于感染妇女：帮助其及时获得规范的预防艾滋病母婴传播的措施，与其讨论配偶/性伴的检测和预防，使其得到治疗、保健、营养、计划生育、支持服务等信息，了解所生儿童应受到的保健服务，对是否继续妊娠做出知情选择。

（3）方法：医务人员应主动为所有 HIV/AIDS 孕产妇提供检测与咨询，尽早明确其感染状况。在孕早期或初次产前检查时，应告知其预防艾滋病母婴传播及相关检测的信息，提供适宜、规范的检测服务，依据检测结果提供检测后咨询。对临产时才寻求助产服务的 HIV/AIDS 孕产妇，也要及时进行检测与咨询。

（4）内容。

1）婚前：在提供婚前保健时应进行 HIV 抗体检测，力争使更多的妇女在婚前了解自身的艾滋病感染状况。医务人员可以结合婚前卫生咨询、婚前卫生指导和婚前医学检查，主动为即将结婚的男女提供 HIV 抗体检测与咨询，通过传递预防艾滋病母婴传播和 HIV 抗体检测信息，帮助其采取预防艾滋病的措施。对于发现的 HIV/AIDS 患者，帮助其针对是否或何时婚育、婚后如何预防等问题做出明智的选择。

2）孕前：医务人员结合孕前咨询、孕前医学检查，主动为有生育计划的男女提供 HIV 抗体检测与咨询服务，提高其对预防艾滋病母婴传播的认识，强调改变危险行为、接受 HIV 抗体检测的重要性，强调在确定是否感染后再怀孕，这将有利于

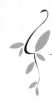

HIV/AIDS 患者从预防艾滋病母婴传播的角度慎重做出是否怀孕、何时怀孕等决定。

3）孕期：提供保密咨询，告知预防艾滋病母婴传播的措施，进行配偶/性伴的知情检测与咨询。

检测结果阴性：意味着没有感染 HIV 或者处于"窗口期"，应分析讨论"窗口期"并鼓励有危险行为的妇女及其配偶/性伴在 3~6 个月后再次检测；同时强调整个孕产期和哺乳期避免感染的重要性、安全性行为、预防感染。鼓励孕产妇在需要时再次咨询。

检测结果阳性：意味着感染了 HIV，但并不一定就是艾滋病患者。对感染 HIV 的孕产妇应依法上传传染病信息，解释预防艾滋病母婴传播的重要性和介绍现有的干预措施，包括对孕产妇和所生婴儿应用抗病毒药物、安全助产、婴儿人工喂养等。告知她们或将其转介至其他机构接受相关服务，如疾病预防控制中心或者性传播疾病防治机构等。由孕妇在知情后自愿选择妊娠结局。

4）临产和产时：部分妇女在临产时才到医院，这种情况应同时应用两种不同的快速检测试剂进行筛查。若均无反应，则报告"HIV 抗体阴性"，给予检测后咨询、指导、常规助产服务；若两种均有反应或者仅一种有反应，给予规范的检测后咨询，使其知情并选择干预措施，立即给予产妇和新生儿抗病毒治疗，同时实验室应尽快安排进行艾滋病补充试验，首选抗体补充试验，必要时进行核酸试验。为母亲提供检测后咨询，并尽快采血进行 $CD4^+T$ 淋巴细胞检测。如确认补充试验结果为阴性，则终止产妇和新生儿的抗病毒治疗。

5）产后：产后检测与咨询针对产后才获知检测结果的产妇，是产时检测与咨询的延续。无论产妇最后的确认结果是阴性还是阳性，都要提供咨询。特别是对于产后确认结果为阴性，但因产时初筛结果为阳性而服用抗病毒药物的产妇，医务人员要帮助她们及家人消除对检测结果的疑虑，做好产时服用的药物不会影响母婴健康的解释。对于确认感染的产妇，要让其在产后继续服用抗病毒药物，提供儿童 HIV 抗体检测与咨询，督促婴儿在出生后 6 周进行婴儿早期诊断，并分别在出生后 12 个月、18 个月接受 HIV 抗体检测。与此同时，还要进行喂养方式的评估与指导，帮助其确定适合的喂养方式。

9. HIV/AIDS 孕产妇如何保健？

（1）孕前咨询和指导：

1）为计划怀孕的 HIV/AIDS 妇女及其配偶提供孕前咨询和指导，告知艾滋病母婴传播的危害和主要防治措施，使 HIV/AIDS 妇女及其配偶能够积极配合母婴传播干预措施，从而降低母婴传播的概率。

2）对 HIV/AIDS 妇女及其配偶进行健康教育，进行危险行为的评估及改变危险行为的指导。

3）为 HIV/AIDS 妇女及其配偶提供医学检查，及早发现可能影响孕育的疾病并进行指导和处理。

4）给 HIV/AIDS 妇女提供有效的避孕措施，避免非意愿妊娠。夫妇双方应在充分了解艾滋病母婴传播知识的基础上，慎重考虑是否怀孕。

5）为 HIV/AIDS 妇女提供 CD4$^+$ T 淋巴细胞和病毒载量检测，结合临床症状，进行感染水平的评估。对有抗病毒治疗指证的妇女，建议先进行抗病毒治疗再考虑怀孕。

（2）孕期保健：

1）为 HIV/AIDS 孕妇及家庭提供健康教育和咨询，提高其本人和家人对艾滋病以及艾滋病母婴传播的认识，使其充分了解 HIV/AIDS 对本人及胎儿、婴儿的危害，知情并选择妊娠结局。

2）对于要求终止妊娠的 HIV/AIDS 孕妇，应尽早实施终止

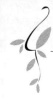

妊娠手术，以减少并发症；同时给予有效的避孕指导和提供相应的服务，以避免再次发生意外妊娠。

3）为要求继续妊娠的 HIV/AIDS 孕妇提供常规孕期保健，包括了解孕产史、有无并发症、既往分娩方式等，进行妊娠危险因素筛查，及时发现孕期并发症；进行胎儿生长发育监测；加强孕期营养监测和指导；提供婴儿喂养咨询等。

4）密切观察与 HIV 感染、机会性感染有关的症状和体征，定期监测 CD4$^+$T 淋巴细胞与病毒载量的变化。

5）根据 HIV/AIDS 孕妇的感染状态（症状和检测结果），结合既往抗病毒药物的使用情况，选择合适的抗病毒治疗方案，使其尽早服用抗病毒药物，提高服药依从性，尽量减少药物耐药性；加强对抗病毒药物使用的监测，定期进行 CD4$^+$T 淋巴细胞、HIV 载量、血常规、肝功能、肾功能等的检测，以了解孕妇的病情变化和药物的毒副作用等信息。

6）积极预防和治疗孕期并发症、生殖道感染和性传播疾病。

7）孕期应避免羊水穿刺、胎儿镜检等创伤性产科检查。

8）在孕期提供充分的咨询，以使孕妇及其家人了解住院分娩对保护母婴安全和预防艾滋病母婴传播的作用；鼓励所有的孕妇，尤其是 HIV/AIDS 孕妇住院分娩，以利于预防艾滋病母婴传播措施的实施，并及早确定分娩医院。

9）指导在性生活中正确使用避孕套，避免病情加重或交叉感染。

10）提供心理支持和综合关怀服务，帮助 HIV/AIDS 孕妇应对可能遭受的歧视；在提供服务的各个环节，注意尊重 HIV/AIDS 孕妇及家庭的意愿，并为其保密。

（3）安全分娩：

1）所有分娩的 HIV/AIDS 孕妇应按照孕期用药方案继续服用抗病毒药物，强调临产时及时和快速地应用抗病毒药物。

2）密切观察产程的变化，绘制产程图，及时处理产程中发现的问题。如果出现胎膜早破或临产早期出现胎膜破裂，应积极处理，缩短产程。

3）阴道分娩助产时应避免可能增加传染机会的损伤性产科操作，如宫内胎儿头皮电极监测、人工破膜、会阴侧切、产钳助产、吸引器助产等。

4）HIV/AIDS 感染不应作为实施剖宫产的指证。当孕妇病毒载量<1000 拷贝数/毫升，没有艾滋病临床症状，孕期规律服用抗病毒药物，或已经临产时，剖宫产没有明显减少艾滋病母婴传播的作用，还可能增加其他产时并发症的风险，因此不建议使用剖宫产作为分娩方式。若实施择期剖宫产，应同时按照用药方案正确地服用抗病毒药物。

5）对于没有经过任何孕期保健，临产才来医院进行分娩的孕妇，更应关注其孕期的基本状况和感染状况，在加强产时保健的基础上，进行有关艾滋病和预防艾滋病母婴传播的告知和咨询，并尽快抽取血样，用两种不同厂家或不同原理的快速诊断试剂进行 HIV 筛查试验，再根据不同的检测结果进行处理。

（4）产后保健：

1）分娩后，孕妇和所生婴儿应根据抗病毒用药方案和孕期及产时的实际用药情况继续服药，并监测感染状况。

2）提倡人工喂养，避免母乳喂养，杜绝混合喂养。无条件进行人工喂养者，如选择母乳喂养，则应为纯母乳喂养，并缩短喂养时间，一般为 6 个月，同时应注意保护乳房，避免乳头皲裂和破损。对于选择人工喂养的母亲和家庭，应指导其注意奶瓶等用具的消毒和奶粉的冲调。

3）HIV/AIDS 妇女普遍存在维生素 A 缺乏和贫血的情况，建议妇女在孕期和哺乳期进食富含营养的食物，补充铁剂、叶酸、锌和其他微量元素，在分娩后应补充维生素 A，以提高机体的抵抗力。

4）对于 HIV/AIDS 产妇应加强产褥期的卫生指导，嘱咐产妇及其家属，产后排出的血液可能会传染接触的人或污染环境，因此用过的卫生巾等物品应及时处理，用消毒液（如石灰水、漂白粉等）浸泡后丢弃，有条件时也可以焚烧或深埋。产妇使用的餐具等，应按照日常方法洗涤，最好用流动水清洗，也可用消毒液擦拭后再清洗。在产后 42 天进行产后检查，对母子情况做出进一步的评估。

5）产后及时提供计划生育服务和转介服务。

10. HIV/AIDS 产妇所生婴儿如何保健?

大部分 HIV 暴露婴儿不会感染 HIV，但是所有 HIV 暴露婴儿都需要从出生后开始采取适当的处理方式，如尽早抗病毒治疗、人工喂养并进行严格监测、认真随访、尽早诊断，以尽量减少母婴传播，提高 HIV/AIDS 产妇所生婴儿的"零艾滋"生存率，及时获得婴儿 HIV 感染状态的完整信息，及时对 HIV 感染儿童进行转介、治疗，从而降低 HIV 感染儿童的死亡率，并提高其生存质量。

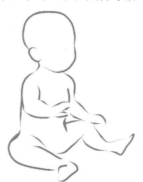

（1）HIV 暴露婴儿的随访：所有 HIV 暴露婴儿均应纳入高危管理，从 6 周开始随访至 18 月龄。

1）常规随访时间：分别在出生后 1 个月、3 个月、6 个月、9 个月、12 个月和 18 个月进行随访；有条件者在出生后 6 个月内每个月随访一次，7 个月后每 2~3 个月随访一次，1 岁后每半年随访一次。

2）随访内容：

·监测生长指标，包括身高、体重、头围。监测生长指标可以及时发现婴儿可能存在的营养不良、生长发育迟缓或停滞的情况，并根据监测指标分析原因，及时纠正。

· 体格检查时应注意检查有无提示 HIV 感染或 AIDS 的体征，结合实验室检查结果明确婴儿 HIV 感染状态，做到及时转诊。

· 如果感染 HIV，则应尽早提供抗病毒治疗，并进行治疗监测。

· 每 3~4 个月监测血常规、尿常规、血糖、血脂及肝肾功能。对于初生的婴儿或接近治疗临界值的婴儿，检查应更频繁。

· 监测 CD4$^+$ T 淋巴细胞绝对计数（或百分比）以及病毒载量。

· 在 4~6 周或 6~12 周完成抗病毒预防用药。

· 结核筛查和治疗，有指证者应给予异烟肼治疗。

· 病症管理，包括机会性感染的管理。

· 早期诊断：6 周和 3 个月时进行 HIV-DNA 聚合酶链式反应检测，如果结果报告为阳性，则应上报传染卡，婴儿应立即开始抗病毒治疗。

· HIV 抗体检测：如果没做 HIV-DNA 聚合酶链式反应检测或者 3 个月时结果报告为阴性，则应在 12 个月和 18 个月时做 HIV 抗体检测。如果 18 个月 HIV 抗体补充试验结果为阳性，则应报告 HIV 抗体阳性，并立即开始抗病毒治疗。

· 每年检查一次神经及行为发育、血压及营养状况。

· 持续提供婴儿喂养咨询和支持。

· 为进行抗病毒治疗患儿的看护人提供随访支持咨询。

（2）预防接种。

1）接种原则：

· HIV 暴露婴儿、儿童如果 CD4$^+$ T 淋巴细胞绝对计数≥1500/mm^3 和（或）百分比≥25%，则应按照国家推荐的计划免疫方案进行常规预防接种。

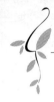

• HIV 感染及尚未排除 HIV 感染的婴儿或儿童不宜使用活疫苗（卡介苗、脊髓灰质炎疫苗、麻疹疫苗、水痘疫苗及轮状病毒疫苗）。CD4$^+$ T 淋巴细胞绝对计数 $<1500/mm^3$ 和（或）百分比 $<25\%$ 的婴儿或儿童，不接种任何常规活疫苗。

• 未完成预防接种的婴儿或儿童应进行保护性隔离，待排除 HIV 感染后尽快补种未接种的疫苗，完成计划免疫。

• HIV 感染的婴儿或儿童接触到麻疹患者或水痘患者，有条件者可使用特异性免疫球蛋白。

2）卡介苗接种：

• HIV/AIDS 产妇所生的婴儿，在没有排除 HIV 感染的情况下，可暂时不接种卡介苗。

• 在结核病流行的地区，孕周大于 36 周的初生婴儿可在出生后立即接种卡介苗。

• 在结核病稀发的地区，若母婴传播风险高，卡介苗的接种可延迟到婴儿确证试验排除 HIV 感染后。

• 早期诊断结果为阴性者，应按国家计划免疫接种程序补种疫苗。出生后 6 个月尚未接种卡介苗者，应做结核菌素皮肤试验（PPD 试验）。

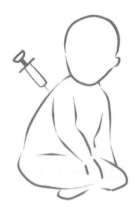

11. 什么是预防艾滋病母婴传播的健康教育?

（1）预防艾滋病母婴传播健康教育的目标人群为育龄妇女、孕产妇及其配偶/性伴、家人等。医疗机构应将预防艾滋病母婴传播的信息传递作为重要的工作之一，帮助目标人群提高认识，采取健康安全的行为。其目的在于：

1）提供预防信息，提高目标人群预防艾滋病母婴传播相关知识的知晓率。

2）帮助目标人群建立健康行为，避免不安全性行为。

3）促进更多的育龄妇女、孕产妇自觉接受 HIV 抗体检测。

4）帮助 HIV/AIDS 妇女知晓更多与艾滋病相关的支持和关怀信息。

（2）健康教育的方法。

1）大众传播：大众传播是通过特定的机构，如某医疗保健机构或多部门共同运用文字（如报纸、书籍）、音像等形式，向非特定的多数人传递预防艾滋病母婴传播的信息。传播对象包括育龄妇女、孕产妇，以及男性、青少年等与预防艾滋病母婴传播最为相关的人群。大众传播的特点是有稳定的传播者，传播内容多，传播迅速、覆盖面广。

2）人际传播：人际传播是向育龄妇女、孕产妇传递信息的有效方法，是指采用咨询（如门诊、电话、电子邮件）、讲座等方式，向个人或少量人群传播信息。人际传播的对象是可以估计或掌握的，可以是一对一服务，也可以是小组讨论。人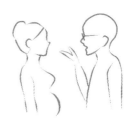际传播需要传播者掌握交流技巧或沟通技巧，以有利于深入进行健康教育。人际传播可以分为以下几种形式：

· 咨询：咨询是指人与人之间面对面直接传播信息的过程，

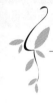

是人际传播最常用的形式，在预防艾滋病传播中多用于 VCT 和 HIV 抗体检测结果阳性者的咨询。咨询在目的性、针对性、计划性、科学性、灵活性和可评价性方面都具有较明显的优势。在预防艾滋病母婴传播的过程中，经常需要探讨有关家庭、夫妻、性生活等敏感、隐私的问题，而服务对象存在文化、认识、习俗等方面的差别，需要有经验的医生和一个独立的、便于畅所欲言的空间。所以通过咨询传播信息，更符合预防艾滋病母婴传播的需要。

·讲座：讲座就是人们常说的演讲，是一个人面对多人用语言传递健康信息的过程，特别适合于艾滋病检测咨询（PITC）。讲座能够掌握接受健康教育的人群数量，便于进行健康教育效果评价。讲座前要明确对什么人讲、讲什么、要达到什么目的。

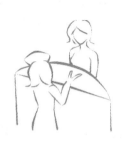

·小组讨论：小组讨论是一种以一组人群为单位的健康教育活动，适用于产前保健门诊、孕妇学校，也适于社区、机构等。小组讨论有明确的主题，健康教育过程中体现了人人参与、自我教育和相互教育的特点，可以帮助健康教育者收集信息、传递健康信息、实施行为干预。

（3）健康教育的内容要围绕预防策略确定。

1）女性与 HIV 感染：女性由于生理结构的特殊性，比男性更容易经性传播途径感染 HIV。女性即使自身没有 HIV 感染的危险行为，但可以因配偶/性伴感染 HIV，而成为家庭内传播的受害者。女性感染 HIV 后可以通过怀孕、分娩、哺乳传染给孩子。

2）避孕与 HIV 感染：目前所有的避孕方法中，只有安全套具有预防 HIV 感染的作用。使用安全套是安全的性行为。此外，要避免反复人工流产，因为人工流产有可能造成生殖道感染或损伤，增加 HIV 感染的风险。

3）HIV 抗体检测：育龄妇女，特别是孕产妇，要尽早接受 HIV 抗体检测，了解感染状况。若感染了 HIV，应采取预防措施，避免通过性生活和怀孕等途径传染配偶或孩子。

4）艾滋病母婴传播：艾滋病母婴传播是 15 岁以下儿童感染 HIV 的最主要途径。HIV/AIDS 孕产妇营养不良，尤其是维生素 A 缺乏，将增加母婴传播的机会。HIV/AIDS 产妇乳汁中含有 HIV，以初乳的 HIV 含量最高。HIV/AIDS 孕产妇合并乙型肝炎、丙型肝炎、梅毒感染时，会加重艾滋病病情，并增加母婴传播的机会。

12. 如何获得关怀与支持？

（1）医疗保健机构的关怀与支持：在预防艾滋病母婴传播的过程中，HIV/AIDS 孕产妇及其家庭接触的医疗保健机构主要是妇幼保健院，综合医院的妇产科、儿科和检验科，疾病控制中心，传染病医院，性病诊所等。HIV/AIDS 孕产妇比一般妇女更敏感，更容易受到侮辱和歧视，在提供以医疗保健为基础的关怀和支持时应考虑服务的时间、路程、流程，提供周到细致的服务，并特别注意保密。在提供专业的关怀和支持过程中，特别要注意消除医务人员的歧视，否则可能对 HIV/AIDS 孕产妇造成更大的不良影响。

医务人员应正确认识和掌握预防艾滋病以及预防艾滋病母婴传播的知识和技能，提供良好的咨询和检测服务，及时发现感染的孕产妇；采取正确、规范的干预措施，避免因干预不当而给 HIV/AIDS 孕产妇带来新的痛苦。消除医务人员对艾滋病的恐惧以及对 HIV/AIDS 孕产妇的歧视，避免 HIV/AIDS 孕产妇在寻求医疗保健等相关服务时遇到推诿、拒绝等情况。让每个孕产妇公平地享有医疗保健服务。

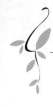

（2）社区的关怀与支持：当前，社会上多数人对艾滋病缺乏正确的认识，对感染者产生歧视的情况较为普遍。感染者往往会感到被社会抛弃，很难自立或融入社会。来自社区的关怀可以使感染者较为直接地感受到外界的关心，改善其被孤立的状态。社区的支持机构与妇幼保健服务网络相结合，为开展预防艾滋病母婴传播工作提供了最为广阔和坚实的平台。在社区，可以通过提供基本的妇幼保健服务，使各项预防措施得到延伸。

（3）家庭的关怀与支持：HIV/AIDS 孕产妇把家庭视作确信自己被人接受和被人爱的场所。而由于对艾滋病的偏见，她们在家庭中可能也会遭受歧视，使其在家庭中失去以往的地位。有些 HIV/AIDS 孕产妇的家人不能立刻接受其被感染的现实，对她们的行为表示怀疑、厌恶。其家庭成员因遭受社会和他人的歧视而怪罪她们，或者因担心被传染而排斥她们，使其得不到应有的照顾。要给予她们生活上的照顾和心理上的支持，使 HIV/AIDS 孕产妇感受到家庭的温暖和力量，尤其是来自丈夫的支持和理解。丈夫和家人应支持其接受各项预防艾滋病母婴传播的措施，如选择妊娠结局、服用抗病毒药物、接受孕产期保健、住院分娩、接受医生的指导和后续随访及日后的抗病毒治疗等。家人要了解艾滋病防治和预防艾滋病母婴传播的相关知识，帮助 HIV/AIDS 孕产妇主动利用服务和配合治疗，及早发现和处理机会性感染。

（4）自我关怀：自我关怀包括保持良好的情绪、充足的休息和营养、适度的劳动和锻炼、规律的日常生活，以及定期接受医学检查、治疗和指导等。但是，HIV/AIDS 孕产妇应清楚地知道自己不是医生，避免自我治疗，同时注意避免自我封闭。

四、常见妇科肿瘤

（一）概述

妇科肿瘤是一类常见的女性生殖系统肿瘤，发病率高，病种多，致病因素复杂，癌变组织结构多样，受神经内分泌因素影响不断变化，所在部位又极易受细菌或病毒感染。

1. 妇科肿瘤患者有哪些常见症状？

（1）阴道出血：阴道出血常表现为月经量增多，经期延长，不规则出血或排出血水，血的颜色发生改变。

（2）白带改变：正常白带应该是白色糊状或蛋清样，清亮、无味、量少。当白带量增多，颜色发生改变（如脓样、血样及水样，有异味）时，应及时到医院进行检查。

（3）下腹出现肿块：通过盆腔检查，可以触及增大的子宫及肿块。肿块过大时可以在腹部触摸到，可有囊性感，也可有实性感，软硬程度不同。

（4）下腹痛：肿瘤可以引起下腹痛，如肿瘤蒂扭转、破裂，炎症，出血，出现腹膜腔积液（腹水）等。增大的肿瘤还可能压迫肛门，使患者有坠胀感。

（5）大小便改变：肿瘤压迫或侵袭可引起闭尿、尿频、血便甚至尿瘘或粪瘘。

以上是妇科肿瘤患者常见的症状。当女性机体出现这些症状时，要及时到医院检查，不可忽视。通过盆腔检查及各种不同的辅助检查判断是否患有常见妇科疾病或者妇科肿瘤。

2. 妇科肿瘤有哪些致病因素？

(1) 个体因素。

1) 精神因素：精神创伤、心理失衡、紧张、抑郁、暴躁等，可降低机体抵抗力，使胸腺、淋巴结功能下降，强化致癌因素，使本来被抑制的癌细胞活跃增殖。

2) 年龄：良性肿瘤的发病高峰一般为 30 岁，恶性肿瘤的发病高峰为 50 岁。

3) 解剖结构、组织、胚胎因素：卵巢、子宫以良性肿瘤居多，而输卵管肿瘤则多为恶性。

4) 月经及内源性性激素：雌酮为主要的致癌雌激素。

5) 肥胖：过量的脂肪可能变为雌酮和甲基胆蒽。体重超标 15％的女性，患子宫内膜癌的风险较常人增高 3 倍。

(2) 感染因素。

1) 人乳头瘤病毒（HPV）：目前已发现有百余种亚型，其中 35 种可引起生殖道感染。在宫颈癌中 HPV 检出率可达 99.8％，其在外阴癌、卵巢癌中检出率也较高。

2) 单纯疱疹病毒-2（HSV-2）：在宫颈癌患者中 HSV-2 抗体阳性者占 83％，在宫颈炎患者中 52％HSV-2 抗体检测为阳性，在宫颈正常者中仅有 30％阳性。

3) 其他病毒：HIV、人巨细胞病毒、风疹病毒、EB 病毒等均可致癌。

4) 其他感染：如黄曲霉毒素可致卵巢癌。

(3) 生活因素。

1) 饮食营养：女性发生的肿瘤中，60％与饮食营养有关，如脂肪摄入过多可使卵巢癌患病率上升，喝咖啡 40 年以上可使卵巢癌患病风险增加 3.4 倍等。

2) 烟酒：实验表明，吸烟酗酒的女性患妇科肿瘤的概率大大增加。

3）性行为、性传播疾病：性伴过多、性行为过多会增加妇科肿瘤患病率。

4）节育措施：口服避孕药有保护卵巢的作用。

5）文体活动：缺乏文体活动的人易患子宫内膜癌。

（4）环境因素。

1）地理因素：葡萄胎在低海拔平原地区更常见，宫颈癌的发病率则是山区高于平原。

2）理化因素：80％～90％的癌症直接或间接与环境有关，而环境因素中80％是化学性的，如亚硝胺、煤焦油、烷化剂等。

（5）遗传因素：遗传因素仅占妇科恶性肿瘤发病原因的10％。在卵巢癌的病因中，与遗传因素有关的只占2.5％～7％。据报道，卵巢癌患者有5％～8％属于遗传易感者，其中70％为遗传性卵巢癌乳腺癌综合征。子宫肌瘤的发生也可能受遗传因素影响，其染色体异常率为30％。有家族史者的患病率是普通人的2.2倍。

（二）宫颈癌

宫颈癌是最常见的妇科恶性肿瘤。早期宫颈癌常无明显症状和体征，与慢性宫颈炎没有明显区别。宫颈癌是中国女性第二常见的癌症，发病率在生殖道恶性肿瘤中居首位，严重威胁着女性的健康。中国女性宫颈癌的发病高峰在40～59岁，死亡率随年龄增加而增高。

1. 宫颈癌有哪些危险因素？

（1）病毒感染：高危型HPV持续感染是宫颈癌的主要危险因素。90％以上的宫颈癌伴有高危型HPV感染。

（2）性行为及分娩次数：多个性伴、初次性生活＜16岁、初产年龄小、多孕多产等均与宫颈癌的发生密切相关。

（3）其他生物学因素：沙眼衣原体、单纯疱疹病毒－2、毛滴虫等病原体的感染在高危型 HPV 感染导致宫颈癌的发病过程中有协同作用。

（4）其他行为因素：吸烟作为 HPV 感染的协同因素可以增加宫颈癌的患病风险。另外，营养不良、卫生条件差等因素也可影响宫颈癌的发生。

2．宫颈癌有哪些症状？

（1）阴道出血（图 4－1）：早期多为接触性出血，中、晚期为不规则阴道出血。出血量根据病灶大小、侵袭间质血管情况不同而不同，若侵袭大血管可引起大出血。年轻患者可表现为经期延长、月经量增多，老年患者常表现为绝经后不规则阴道出血。一般外生型宫颈癌（外生型宫颈癌可见息肉状、菜花状赘生物，常伴感染、肿瘤质脆、易出血）较早出现阴道出血症状，出血量多；内生型宫颈癌（内生型宫颈癌表现为宫颈肥大、质硬，宫颈管膨大）较晚出现该症状。

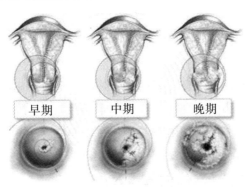

图 4－1　宫颈癌阴道出血

（2）阴道排液：多数患者有阴道排液，液体为白色或血性，可稀薄如水样或呈米泔状，可有腥臭。晚期患者因癌组织坏死伴感染，可有大量米汤样或脓性恶臭白带。

（3）晚期症状：根据癌灶累及范围出现不同的继发性症状，如尿频、尿急、便秘、下肢肿痛等。癌肿压迫或累及输尿管时，可引起输尿管梗阻、肾盂积水及尿毒症。晚期患者可有贫血、恶病质等全身衰竭症状。

3．如何治疗宫颈癌？

根据临床分期、患者年龄、生育要求、全身情况、医疗技术水平及设备条件等综合考虑，制订适当的个体化治疗方案。采用以手术和放疗为主、化疗为辅的综合治疗方案。手术主要用于早期宫颈癌患者。放疗适用于中、晚期患者，全身情况不适宜手术的早期患者，手术治疗后病理检查发现有高危因素的患者等。化疗主要用于晚期或复发转移的患者。

4．如何预防宫颈癌？

（1）HPV 预防性疫苗与 HPV 筛查相结合是最佳的宫颈癌预防方式。

（2）避免早婚、早育和频繁生育。

（3）提倡健康卫生的性生活，性生活不要过于频繁，杜绝月经期性交，性伴要固定。性生活一定要注意卫生，减少非正常性交对宫颈的刺激。

（4）防治妇科感染，重视对分泌物异常和接触性出血的诊治。

（5）定期检查：21 岁以上的女性要定期到医院进行宫颈刮片细胞学检查。一般情况下每年应检查一次。

（6）对高危人群进行密切随访或监测。

（三）子宫内膜癌

宫体由外向内分为浆膜、肌层与子宫内膜三层。子宫内膜的癌变称为子宫内膜癌，又称为宫体癌，多见于 50 岁以上女性。我国子宫内膜癌的发病率仅次于宫颈癌，居女性生殖系统恶性肿瘤的第二位。

1. 子宫内膜癌有哪些发病相关危险因素？

子宫内膜癌的确切病因尚不清楚，已知与过多的无孕激素拮抗的雌激素长期刺激有关。凡是影响体内雌激素水平的因素均可影响子宫内膜癌的发病率，包括口服激素类药物等行为因素以及遗传因素。

子宫内膜癌的高危人群如下：

（1）有肥胖、无排卵性不孕、绝经延迟等高危病史者。

（2）多囊卵巢综合征，有长期使用外源性雌激素、他莫西芬史者。

（3）有乳腺癌、子宫内膜癌、林奇综合征家族史者。

2. 子宫内膜癌有哪些症状？

极早期的子宫内膜癌患者没有任何异常的表现，随着病情发展，可能出现阴道不规则出血、白带增多、阵发性下腹痛等。

3. 如何治疗子宫内膜癌？

子宫内膜癌的治疗以手术为主，辅以放疗、化疗和激素治疗等。应根据患者的年龄、身体状况、病变范围和组织学类型，选择适当的治疗方式。

4. 如何早期发现和预防子宫内膜癌？

（1）要定期（一年一次）进行妇科检查，尤其是肥胖、有高血压和糖尿病者，或者有亲属患癌症者。

（2）55岁还未绝经者应去医院进行检查。

（3）40岁及以上女性月经紊乱、阴道不规则出血时，要及时去医院检查。

（4）正确使用雌激素。围绝经期妇女如有潮热、出汗、躁狂等症状，应在医生指导下服用雌激素、孕激素类药物。

（四）卵巢肿瘤

卵巢肿瘤是女性生殖器官常见的恶性肿瘤之一，发病率占妇科肿瘤的第三位，而病死率位居首位。由于卵巢位于盆腔深部，早期肿瘤多因无特征性表现而难以被发现，待出现腹痛、腹胀等症状时往往已为肿瘤晚期，失去手术机会。

卵巢肿瘤可以发生于任何年龄，高发阶段在 40~70 岁，其中以 50 岁左右的中年妇女最为常见，但 20 岁以下的少女也有发生。进入老年期，妇女的卵巢日渐萎缩变小，若妇科检查可触及卵巢或肿块，应高度怀疑本病。处于青春期前的少女、幼儿，卵巢发育尚不成熟，查肛往往摸不到卵巢，如果能触及增大的卵巢或 B 超发现附件肿物，应怀疑本病。

1. 卵巢肿瘤有哪些症状？

（1）胃肠不适：早期患者的首发症状常常是胃肠不适。患者几乎都因腹胀、胃纳不佳、饮食减少或明显消瘦而就医。若出现腹膜腔积液，腹胀将更为明显，也可出现腹痛。

（2）腹部肿物：多数患者可在早晨醒来膀胱充盈时无意中摸到下腹肿物，若肿物长势迅速或出现腹膜腔积液，则应高度怀疑本病。

（3）月经改变：约 1/2 卵巢肿瘤患者月经不正常，阴道有不规则出血。临床还发现，月经初潮推迟、绝经期提前、痛经、不育或有卵巢肿瘤家族史的人群易患本病。

（4）压迫症状：较大的盆腔肿物常出现明显的压迫症状，并伴有尿频、尿急、肛门憋堵、下腹坠胀或大便不畅等不适。

2. 如何治疗卵巢肿瘤？

一旦发现卵巢肿瘤，应尽快进行手术治疗。目前多采取手术、放疗、化疗、免疫治疗与中药治疗相结合的疗法。手术治疗后应当补气养血，增强营养。化疗后应当预防感染，保护静脉，注意皮肤毒性反应。

3. 如何预防卵巢肿瘤？

（1）定期行盆腔检查、B超检查等。

（2）口服避孕药。

（3）注意饮食：少食高蛋白、高脂肪、高热量的食物，多食蔬菜、谷物等。

（五）子宫肌瘤

子宫肌瘤是女性生殖系统常见的一种良性肿瘤，也是人体常见的肿瘤之一，又称为纤维肌瘤、子宫纤维瘤。大约30％的女性有子宫肌瘤。

1. 子宫肌瘤有哪些症状？

多数患者无症状，通常在盆腔检查或超声检查时偶然发现。如有症状，则与肌瘤的生长部位、速度、有无变性及并发症关系密切，而与肌瘤大小、数目多少关系不大。常见症状为月经量增多、经期延长或周期缩短、腹部有包块、下腹坠胀感、腰背酸痛、白带增多等。

2. 哪些情况需要手术治疗子宫肌瘤？

（1）子宫肌瘤体积太大。

（2）月经量太多。

（3）较年轻的患者。

（4）子宫肌瘤有癌变的可能。

3. 如何预防子宫肌瘤？

（1）调整心态，保持情绪稳定。

（2）保证性生活协调，禁止多性伴性行为。

（六）乳腺癌

乳腺癌是发生在乳腺上皮组织的恶性肿瘤。乳腺癌99％发生在女性，男性仅占 1%。乳房结构如图 4－2 所示。

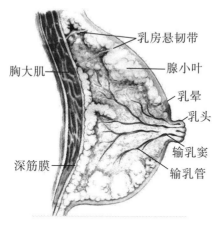

乳房悬韧带

胸大肌 —— 腺小叶

乳晕

乳头

深筋膜 —— 输乳窦

输乳管

图 4－2　乳房结构

1. 哪些女性容易得乳腺癌？

（1）有乳腺癌家族史者。所谓家族史，是指一级亲属（母亲、女儿、姐妹）中有乳腺癌患者。

（2）月经初潮过早者（<12 岁）。

（3）绝经迟者（>55 岁）。

（4）未婚、未育、晚育、未哺乳者。

（5）患乳腺良性疾病未及时诊治者。

（6）胸部接受过高剂量放射线照射者。

（7）长期服用外源性雌激素者。

（8）绝经后肥胖者。

（9）长期过量饮酒者。

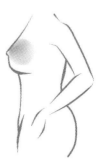

2. 乳腺癌有哪些症状？

乳腺癌的症状如图 4－3 所示。

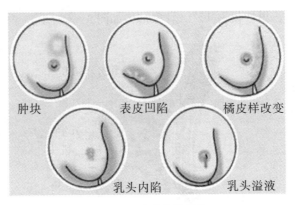

肿块　　　　　　表皮凹陷　　　　橘皮样改变

乳头内陷　　　　乳头溢液

图 4-3　乳腺癌的症状

（1）乳腺肿块：80％的乳腺癌患者因乳腺肿块就诊。患者常无意中发现乳腺肿块，多为单发，质硬，边缘不规则，表面欠光滑。大多数乳腺癌为无痛性肿块，仅少数伴有不同程度的隐痛或刺痛。

（2）乳头溢液：非妊娠期从乳头流出血液、浆液、乳汁、脓液等，或停止哺乳半年以上仍有乳汁流出。

（3）皮肤改变：肿瘤侵犯了连接乳腺皮肤和深层胸肌筋膜的乳房悬韧带（Cooper 韧带），使其缩短并失去弹性，牵拉相应部位的皮肤，出现酒窝征，即乳腺皮肤出现一个小凹陷，像小酒窝一样。若癌细胞阻塞了淋巴管，则会出现橘皮样改变，即乳腺皮肤出现许多小点状凹陷，就像橘子皮一样。

（4）乳头、乳晕异常：肿瘤位于或接近乳头深部时，可引起乳头回缩。肿瘤距乳头较远，乳腺内的大导管受到侵犯而短缩时，也可引起乳头回缩或抬高。乳头湿疹样癌表现为乳头皮肤瘙痒、糜烂、破溃、结痂、脱屑，伴灼痛，以致乳头回缩。

（5）腋窝淋巴结肿大：初期可出现同侧腋窝淋巴结肿大，肿大的淋巴结质硬、散在、可推动。随着病情发展，淋巴结逐渐融合，并与皮肤和周围组织粘连、固定。晚期可在锁骨上和对侧腋窝摸到转移的淋巴结。

3. 如何早期发现乳腺癌？

（1）定期（1~2年）在医院进行乳腺癌筛查：通常采用乳腺X线检查和乳腺彩超检查。

（2）定期做乳腺自我检查：建议每月一次，最佳时间选择在月经后7~10天，此时乳腺比较松软，无胀痛，容易发现异常。

（3）站立或坐在镜子前，面对镜子仔细观察自己两个乳房的大小、形态、轮廓、皮肤及颜色有无改变，乳头有无抬高、回缩、溢液。乳腺自我检查方法如图4-4所示。

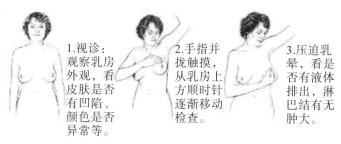

1.视诊：观察乳房外观，看皮肤是否有凹陷、颜色是否异常等。

2.手指并拢触摸，从乳房上方顺时针逐渐移动检查。

3.压迫乳晕，看是否有液体排出，淋巴结有无肿大。

图4-4 乳房自我检查方法

（4）手指伸开、并拢，用手指指腹触摸乳房，左手检查右乳房，右手检查左乳房，可按顺时针方向触摸，检查有无乳腺肿块，不要遗漏乳头、乳晕及腋窝。

4. 如何预防乳腺癌？

（1）形成良好的生活方式，调整好生活节奏，保持心情舒畅。

（2）坚持体育锻炼，积极参加社交活动，避免和减少心理紧张因素，保持心态平和。

（3）养成良好的饮食习惯。婴幼儿时期注意营养均衡，提倡母乳喂养；儿童发育期避免摄入过量的高蛋白和低纤维食物；青

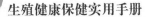

春期不要大量摄入脂肪和动物蛋白，加强锻炼；绝经后控制总热量的摄入，避免肥胖。平时养成不过量摄入肉类、煎蛋、黄油、奶酪、甜食等食品的习惯，少吃腌、熏、炸、烤的食物，多摄入蔬菜、水果、橄榄油、鱼、豆制品等。

（4）积极治疗乳腺疾病。

（5）不乱用外源性雌激素。

（6）不长期过量饮酒。

五、优生优育

优生优育是计划生育具体内涵的延伸，是新的历史条件下计划生育的具体体现。我国是人口大国，巨大的人口压力制约着社会的发展。因此，做好优生优育工作既是提高人口素质的重要手段，也是促进人口发展的重要手段，对未来社会的发展有着重要的作用。优生就是让每个家庭都有健康的孩子，优育就是让每个出生的孩子都可以接受良好的教育。优生优育的措施包括禁止近亲结婚、提倡遗传咨询和产前诊断等。

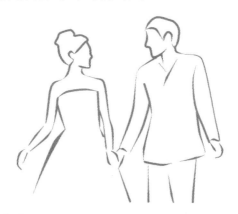

（一）孕前保健

1. 为什么孕前保健很重要？

孕前保健其实可以称为"风险管理"，其目的在于通过预防和处理，及时识别并减少生物医学、行为学、社会学风险因素对

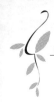

女性本身及妊娠结局造成的不良影响。它包括健康促进、筛查，以及为减少风险因素对未来妊娠造成不良影响而采取的干预措施。这些措施应该在孕前或孕早期实施，如此才能最大限度地获得良好的妊娠结局。

孕前保健可以增加计划妊娠的概率。这一点很重要，因为计划妊娠对母胎结局有显著的改善作用，但大约50％的妊娠是非计划妊娠。之前的一项调查表明，在基层医疗机构尿妊娠试验阴性的女性中，有52％存在会对妊娠结局造成不良影响的医学风险因素。

孕前咨询涉及孕前保健检测项目列表，全科医生需要全面了解。全科医生可以和妇女一同浏览检查表上所列的项目，也可以发放宣传单，让妇女带回家了解。

2. 为什么要进行孕前保健检查？

孕前保健主要是为了避免出生缺陷。我国每年的新生儿出生缺陷率加上0~14岁期间出现先天残疾率可达4％~6％。这意味着我国每年新增先天残疾儿80万~120万。在我国人群中，先天性智力障碍者已达3000万，且每年以2％的速度增长。我国平均每20分钟就出生1个先天愚型儿，每6分钟出生1个神经管畸形儿，每年仅神经管畸形造成的直接经济损失就超过两亿元。

孕前保健的作用是杜绝遗传病传递。如果家族中有明显的遗传病患者，人们在生育时就会注意这方面的检查，自觉地向医生咨询。然而，有的父母跟正常人一样，却是某种遗传病基因的携带者，虽然自身没有发病，但很有可能将这一遗传病传给下一代。例如白化病患儿，其父母表现同正常人一样，但是孩子却有皮肤苍白、毛发淡黄等表现。

目前已知的遗传病有数千种，大部分还没有根治的办法，从而给患儿、家庭、社会带来困扰和沉重的负担。因此，遗传病重在预防，要采取各种检查手段，减少遗传病患儿的出生。主要孕前保健内容见表5-1。

表5-1　主要孕前保健内容

生育计划	帮助制订生育计划，包括是否想要孩子，如果想要，计划生育孩子的数目、时间、间隔。
生育史	既往是否有自然流产、葡萄胎、死胎、畸胎、早产、胚胎停育、妊娠期糖尿病。
病史	有无会对下次妊娠造成影响的医学状况，如高血压、癫痫、血栓性疾病等。
用药史	分析患者目前服用的所有药物，包括非处方药、维生素和营养补充剂，避免使用C类药物和D类药物。
遗传史/家族史	依据家族史、遗传背景，评估染色体病/基因病的患病风险（如地中海贫血等）。
一般查体	妇科常规检查、白带常规＋淋球菌＋细菌性阴道病（bacterial vaginosis，BV）检查、宫颈液基细胞检查、沙眼衣原体检查、支原体检查，糖尿病、高血压、过度肥胖者的相关检查。
生殖系统检查	检查子宫、双附件、盆腔，了解女性内生殖系统的健康情况，防止不孕。
物质使用	是否吸烟、饮酒等。
性传播疾病筛查	筛查乙肝病毒、丙肝病毒、HIV、梅毒、结核。
性激素六项	包括促卵泡激素、黄体生成激素等六项，了解月经不调、不孕或流产的原因，进行干预。
增补叶酸	妇女至少应该在怀孕前1个月至怀孕后3个月增补叶酸。剂量为每日0.4～0.5mg。对于一些高危妇女，比如本人或家族中有神经管畸形儿分娩史、1型糖尿病患者或正在服用抗癫痫药物者，需将叶酸服药量增大至每日4～5mg。

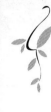

续表5-1

合适的体重	避免体重超重或过轻。推荐进行规律、中等强度的锻炼。评估是否存在营养不良，比如乳糖不耐受、缺钙或缺铁。
停止吸烟、饮酒，停服禁用药物	停止吸烟、饮酒，停服禁用药物，避免给胎儿造成严重不良影响。
良好的环境	重复暴露于不良的家庭或工作环境，不仅可能影响受孕，而且可能增加流产和出生缺陷的发生率。

小贴士

孕前口腔检查非常重要。临床上，许多孕妇因急性牙髓炎、牙龈炎、冠周炎等就诊。一项调查提示，孕妇总体患龋率为58.6%，牙龈炎患病率为72.1%，牙结石检出率为53.6%。严重的口腔疾病不仅会影响孕妇自身，还会造成妊娠不良结局，如流产、早产、低出生体重儿等，故应提倡育龄女性在孕前进行全面的口腔检查和对症治疗，预防孕期口腔疾病的发生，避免妊娠不良结局。

（二）生育年龄对女性的影响

女性在23~30周岁这一时期完全发育成熟，卵子质量高，若怀胎生育，分娩危险小，胎儿生长发育好，早产、畸形儿和痴呆儿的发生率最低。若早于20岁怀孕生育，胎儿与发育中的母亲争夺营养，对母亲健康和胎儿发育都不好。

大约从32岁开始，女性的生育能力逐渐下降，37岁后下降速度加快。首先表现为卵子质量下降，同时伴随血液中促卵泡激素水平逐渐升高。另一种向女性解释这一变化的方法：30岁时，71%的女性能在3个月内怀孕；而36岁时，只有41%的女性能在3个月内成功怀孕。

因此，从医学角度考虑，建议女性在30岁前生育头胎，因为生育力会随着年龄的增加而下降，而胎儿的畸形率则会随着年龄的增加而上升。

（三）风险评估及处理

1. 为何评估家族史在孕前准备中有重要作用？

尽管多数女性都了解妊娠3个月进行唐氏筛查的重要性，但是她们还应当知道其家族史可能意味着她们是某种遗传病的携带者。医生可以和女性及其配偶一起回顾家族成员是否有如下病史：出生缺陷、精神发育迟滞、血红蛋白病、囊性纤维化、苯丙酮尿症、先天性耳聋等。

小贴士

还有一些病史同样重要，可能会导致女性受孕困难或不孕，比如多囊卵巢综合征、子宫内膜异位症、异位妊娠及性传播疾病。

2. 孕期应避免接触哪些药物及毒物？

女性应当意识到环境中的有毒、有害物质及药物与妊娠的关系。胚胎对毒物和药物的耐受性非常差，尤其是在妊娠前3个月内，因为这段时间正是胎儿器官发育的关键时期。女性可能在没有意识到自己已经怀孕的时候服用药物或接触毒物。对于那些在工作环境中会暴露于有毒、有害物质的女性，建议怀孕前先变换工作环境。对胚胎有毒、有害的物质见表5－2。

表5－2　对胚胎有毒、有害的物质

金属	如铅、汞等
溶剂	如苯、甲苯等
杀虫剂	如2,4,5－三氯苯氧乙酸、有机磷酸盐等

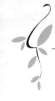

续表5－2

气体	如一氧化碳、麻醉用气体等
放射线	如 X 射线等

3. 孕前推荐接种哪些疫苗？

风疹是一种引起儿童低热的疾病，也可在青少年及成人发病。其感染后通常症状轻微，患者可出现低热、腺体肿大、关节疼痛、头痛、轻微鼻卡他、结膜炎和皮疹。风疹并发症包括关节痛和关节炎，多见于女性患者。

风疹病毒通过飞沫传播，也可以通过直接接触感染者的鼻咽分泌物传播。潜伏期为 14～21 天。传染期为出疹前 1 周至出疹后 4 天。风疹传染性强，其流行季节为冬季和春季。

许多国家已经让全部儿童接种麻疹、腮腺炎和风疹的联合疫苗。也可用单价风疹疫苗进行免疫接种。接种疫苗能够有效地激发人体对风疹病毒的免疫应答。

对于女性而言，需要注意避免在妊娠前 3 个月内感染风疹病毒。这一时期的感染会给发育中的胎儿带来严重的影响，大约 90％的感染胎儿会出现先天性风疹综合征。早期感染还可能导致死胎和流产。如果感染发生于妊娠 20 周后，则先天缺陷少见。

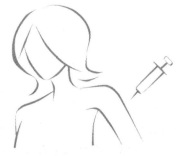

4. 孕前为女性接种风疹疫苗有哪些注意事项？

无论是麻疹、腮腺炎和风疹的联合疫苗还是单价风疹疫苗，都是活疫苗，从理论上讲，都有感染发育中胎儿的可能性。以前建议女性接种风疹疫苗后至少 3 个月再考虑怀孕，最新指南则建议将这一时间缩短为 28 天。

5. 孕前是否应该接种水痘疫苗？

孕期感染水痘病毒可以导致胎儿出现先天性水痘综合征，表现为皮肤瘢痕、肢体缺陷、眼部异常和神经发育异常。

孕妇在孕中期感染水痘病毒较孕前 3 个月感染对胎儿影响更大（1.4%：0.55%）。如果孕妇无水痘患病史并且无抵抗力，推荐注射两针水痘疫苗，两针间隔 6～10 周。与风疹疫苗相同，水痘疫苗也是活疫苗，因此建议女性完成最后一次接种后至少 28 天再考虑怀孕。

（四）计划生育与生育意识

计划生育取决于个人生活环境、生育计划、生育意识、受孕机会以及晚育带来的风险，如不孕和胎儿异常的发生率升高等。如果夫妻双方不打算生育，医生应该确保女性掌握有效的避孕措施并有紧急避孕的意识。

1. 生育意识为什么被当作女性健康教育的核心？

生育意识让女性注重生殖健康，协助女性在育龄期内辨别什么是健康的、正确的，帮助她们识别哪些是需要就诊的症状和体征。所有妇女都应该具备生育意识。

然而，许多女性，尤其是那些长期服用激素类避孕药的女性，并不太清楚自己的排卵时间。生育意识弱常常导致女性算错受孕的高峰时间，导致怀孕延迟。因此，全科医生有责任为女性提供孕前健康指导，教会她们识别排卵的特征。

2. 如何识别排卵特征？

由 Bilings 描述的黏液法是比较简单的识别排卵特征的方法。该方法要求女性关注整个月经周期宫颈黏液的变化。

（1）经血排出。这几天不用检查宫颈黏液。少数女性在月经期也会分泌宫颈黏液，但这种情况极为罕见。

（2）没有经血也没有宫颈黏液。这个阶段常被称为干燥期。经血停止后，通常会有几天的干燥期，然后宫颈黏液开始出现。

（3）随后，阴道分泌物逐步增多，浑浊而黏稠。

（4）排卵前，分泌物量多、清亮、光滑，如生蛋清一般，透明而富有弹性（白带拉丝）。外阴潮湿感明显。要注意观察排卵期的黏液变化情况，黏液量越来越多，最后一天被称为峰值日。那天白带一般可以拉到 4~15cm，而且不易拉断。

（5）排卵后分泌物会突然发生变化，变得黏稠且浑浊（变化非常明显，肉眼可看出不同）。由雌性激素主导的阶段已经结束，排卵刚刚完成，或排卵正在发生，也可能排卵即将开始。由黄体酮主导的生理阶段开始了。排卵周期如图 5-1 所示。

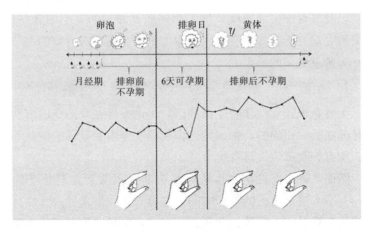

图 5-1　排卵周期

小贴士

排卵出现于月经来潮前 14 天。如果一位女性的月经周期为 28 天，那么，她的排卵时间就是月经周期的第 14 天；如果月经周期为 35 天，排卵时间则在月经周期的第 21 天。

3. 受孕咨询要点有哪些？

（1）每一个月经周期最大受孕概率为 33％。

（2）精子在女性生殖道中可存活 2~3 天。

（3）夫妻可以在受孕可能性最大的时候性交（每两天一次），使精子在生殖道中等待排出的卵子，以增加受孕的概率。

小贴士

研究表明，性交时间与排卵时间对受孕有很大的影响。受孕仅出现在预估排卵日的前 6 天。受孕率与性交日期有关，从排卵前 5 天的 10％到排卵当日的 33％不等。排卵 24 小时后，受孕的可能性降为 0。仅有 6％的妊娠被证实由排出 3 天或更长时间的卵子受精所致。

（五）受孕前的准备

想要生一个健康的宝宝，应尽可能地给宝宝提供一个良好的开端，因此准备怀孕的女性应该注意保养好自己，给宝宝一个温馨健康的发育环境。

1. 如何改善饮食？

吃一些真正需要的食物，保证一日三餐均衡饮食，摄入必需的维生素和矿物质等。对孕妇健康最为重要的两种物质是钙和叶酸。坚持喝牛奶，吃柑橘类的水果、深绿色蔬菜、坚果、豆类、带皮的谷物（如全麦面包）。

2. 如何达到健康的体重？

肥胖者应选择低脂肪、高纤维的食物，需注意平衡膳食，还要配合适当的运动，使体重以每周 1~2 斤的速度安全减少。体重低于正常者应增重。体质指数（BMI）见表 5-3。

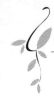生殖健康保健实用手册

表 5-3　体质指数（BMI）

BMI	WHO 标准	亚洲标准	中国参考标准	相关疾病发病的风险
体重过低	<18.5	<18.5	<18.5	低（但其他疾病的风险增加）
正常范围	18.5～24.9	18.5～22.9	18.5～23.9	平均水平
超重	≥25	≥23	≥24	增加
肥胖前期	25.0～29.9	23～24.9	24～26.9	增加
Ⅰ度肥胖	30.0～34.9	25～29.9	27～29.9	中度增加
Ⅱ度肥胖	35.0～39.9	≥30	≥30	严重增加
Ⅲ度肥胖	≥40.0	≥40.0	≥40.0	非常严重增加

3.　如何补充叶酸？

产前补充维生素是为了保证孕妇获得足够的维生素，其中位列第一的是叶酸。叶酸能预防胎儿神经管畸形。

（1）尽管研究表明孕前补充适量叶酸可以预防 70％的神经管畸形，也提倡育龄妇女增补叶酸，但由于多种原因，只有不到 50％的女性能够在孕前服用叶酸。这一比例在社会经济地位低下、贫困、农村及年轻群体中则更低。在城市产妇中，增补叶酸比例也较低。另外有调查结果表明，只有 30％的女性孕前能到产前门诊就诊，获得增补叶酸方面的指导，包括服用的时间及剂量。

尽管女性愿意听从医务人员的建议，但只有 53％的女性能从全科医生或产科医生那里得到增补叶酸的信息。全科医生和产科医生对增补叶酸的重要性的宣传力度不足。

（2）全科医生应该特别关注那些有可能生育神经管畸形患儿的高危人群。对于这一群体，叶酸推荐剂量为 4～5mg，补充时间为孕前 2～3 个月至孕后 3 个月。

糖尿病患者、服用癫痫药以及有生育神经管畸形患儿家族史者生育神经管畸形患儿的风险增加。如果有一次神经管畸形患儿的妊娠史，再次妊娠时神经管畸形再发的风险是 3%～4%，而且任何一级亲属的患病风险都是 1%。

对于非高危人群而言，口服避孕药可能会降低体内叶酸的水平。

（3）摄入富含叶酸的食物，使人在日常饮食中就不知不觉地获得预防水平的叶酸。富含叶酸的食物有芦荟、西兰花、动物肝脏、蛋黄、胡萝卜、猕猴桃、燕麦等。

（4）新鲜食物中的叶酸生物利用度和有效性均较低。天然的、还原状态的叶酸在储存和烹制的过程中非常容易遭到氧化破坏。因此，天然形式的叶酸，其生物利用度只相当于合成叶酸的 1/4～1/2。合成叶酸对上述破坏因素则不那么敏感。

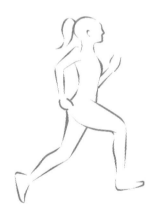

小贴士

叶酸富含于新鲜的水果、蔬菜、肉类食品中。食物中的叶酸若经长时间烹煮，可损失 50%～90%。叶酸主要在十二指肠及近端空肠部位吸收。人体内叶酸储存量为 5～20mg。叶酸主要经尿和粪便排出体外,每日排出量为2~5μg。

天然叶酸广泛存在于动植物类食品中,尤以酵母、肝及绿色蔬菜中含量较多。叶酸是胎儿生长发育不可缺少的营养素,孕妇缺乏叶酸有可能导致胎儿低体重、唇腭裂、心脏缺陷等。如果在怀孕头3个月内缺乏叶酸,可引起胎儿神经管发育缺陷,导致畸形。

在怀孕的最初几周内,应该补充生理剂量的叶酸,从而预防胎儿神经管畸形。增补叶酸的依据已经得到证明。随机对照研究表明,孕前及孕早期每日补充至少0.4mg的叶酸可以降低胎儿神经管畸形的首次发生率和再发率。

孕前增补适当剂量的叶酸可以预防70%神经管畸形的发生。神经管畸形发生率约为1/600,随着增补叶酸的普及,神经管畸形患儿出生数有所减少。

孕期增补叶酸的另一个作用在于减少妊娠后半期贫血的发生。导致巨幼红细胞贫血的原因包括:孕期血浆容量增加、妊娠初期叶酸水平低下及孕期叶酸排泄量增加。在大面积推广增补叶酸之前,出现明显贫血的孕妇大约为1/200,在一些地区甚至可以高达1/40。

4. 孕前如何锻炼?

女性孕前3个月最好坚持锻炼,以增强体质,使孕期能更轻松地度过。锻炼包括慢跑、散步、游泳、骑自行车等。但是这些锻炼都应当适度,不宜让身体太过疲劳。

5. 孕前为什么要停止酗酒、吸烟、摄入毒品?

众多研究表明:酗酒、吸烟、摄入毒品与低出生体重儿、流产、艾滋病及产后的行动障碍有关。

6. 为什么要减少工作环境中的危害因素?

某些工作环境可能对孕妇和宝宝有害。如果孕妇经常站着、长时间飞行、暴露于化学或放射性物质中，则应考虑对工作做一些调整。

（六）孕期注意事项

1. 生育有哪些禁忌？

（1）忌孕前不进行体检：孕前体检是优生的通行证，也是夫妻双方生活幸福和谐的保障。孕前体检不同于一般体检，孕前体检可以查出夫妻双方是否有影响优生优育的因素，防患于未然。

（2）忌带病生育：如果在疾病未被治愈的情况下受孕生子，则很可能会给孩子的健康造成不良影响。女性患有心脏病、肝炎、结核病、妇科疾病时，切勿怀孕。这时怀孕对母子都不利，应当先治好病然后再怀孕。

（3）忌蜜月怀孕：受孕是生子的第一步，此时夫妻双方的身体状况直接决定了以后孩子的体质。蜜月期间，夫妻双方一般都很疲劳，此时怀孕显然不合适。夫妻双方在酒后、旅游中或过度疲劳时都应该避免怀孕。

（4）忌孕期滥用药物：女性在怀孕期间滥用药物会直接影响体内胎儿的生长发育，有时也会造成早产、流产或者死胎。所以在服药期间一旦发现怀孕，必须仔细检查，必要时放弃怀孕。

（5）忌孕期感染病毒：感染病毒不仅会影响母体健康，而且会对胎儿造成不良影响。父母为艾滋病患者，若不采取任何阻断措施，胎儿感染的概率会大大增加。梅毒则会影响胎儿发育，并且引起母体的妇科疾病，影响受精卵着床，如果不及时治疗很可能造成不孕。

（6）忌孕期性生活无度：女性不能怀上了就什么也不管了。孕期性生活无度会导致胎儿不健康，而且很容易造成流产或早产。

（7）忌孕期过度疲劳或大喜大悲：休息不好、精神压抑会影

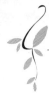

响精子和卵子的结合。过度疲劳会使胎儿脑供氧不足，影响胎儿的发育。

（8）忌孕期大量吸烟、酗酒：孕妇吸烟会使胎儿发育迟缓，体重下降，容易导致早产或者先天性心脏病，还可能影响孩子的智力。孕妇酗酒会导致胎儿酒精中毒综合征，引起胎儿畸形，也可能会使胎儿患白血病等。

（9）忌孕期接触有害、有毒物质：孕妇过多接触化学农药、铅、X 射线等可能导致胎儿畸形，也可能使胎儿患白血病等。

（10）忌孕期和猫、狗等动物接触：猫、狗等动物身上带有许多病原微生物，这些病原微生物可能直接感染胎儿，导致胎儿畸形。

2. 男性优生优育要注意什么？

（1）生育年龄：人的最佳生育年龄是 24~30 岁。虽然男性在 18 岁时就已发育完全，女性月经初潮后就具有生育能力，但这并不是最合适的生育年龄。男性在 40 岁以后，身体逐渐走下坡路，在这种情况下生育出的下一代，患病概率将明显增加。

（2）运动：备孕期间，男性要保持一定的运动量，劳逸结合。运动时间可根据个人身体状况灵活制订，一般以每周 3 次以上、每次半小时以上为宜。另外，生活中要多晒太阳、多呼吸新鲜空气，这有益于男性内分泌协调。

（3）饮食：除了因患疾病而需要忌口外，要做到不偏食、不挑食。

与西方"以肉为主"的饮食相比，东方人尤其是中国人"以谷物和豆类为主"的饮食则更为健康。大鱼大肉对人体没有太多好处，容易诱发前列腺炎等疾病。生育能力差、少精的患者可以适当多吃瘦肉和蔬菜，因为瘦肉和蔬菜中富含的维生素对精子很有好处。有条件者可补充锌、硒和蛋白质，增强精子的质量。

（4）调情志："精、气、神"乃人体"三宝"，三者互相影响、相辅相成。人的精神状态直接影响生育。因此，中医认为健康生育重在调情志，要豁达开朗，学会调节各种不健康的情绪。这是优育非常重要又往往被忽视的一个方面。

（5）养成良好的生活习惯：在备孕前半年就应该戒烟、戒酒，养成良好的生活习惯。另外，对于夫妻生活要"顺其自然"，没有不行，太过也不行，尤其不要为了追求所谓"持久、高质"的夫妻生活而乱服补药。性功能低下患者应该在有经验的中医医师的指导下服药进补。

3. 孕期有哪些常见误区？

（1）孕期营养多多益善：一些人认为怀孕以后鸡、鱼、肉、蛋、奶吃得越多越好，以致蔬菜、水果等其他必需的食物达不到所需要的摄入量标准。孕妇不能达到营养均衡，多是由缺乏营养知识、不会调整饮食结构和饮食量所致。

（2）我们身体健康，没必要进行婚前检查：超过半数的育龄青年认为自己身体健康，没必要进行婚前检查。但一些看起来身体非常健康的男女青年，实际上是致病基因的携带者。假如男女双方恰巧都是某种致病基因的携带者，那么后代发病的概率就很大。这种情况只有依靠专业医生，通过家族病史调查及系谱分析来断定。因此，建议所有谈婚论嫁的年轻人，为保障后代的身体健康而尽好自己的一份责任，主动进行婚前检查。

（3）怀孕无须择时：据调查，半数以上的青年夫妇结婚以后不采取避孕措施，往往在不知不觉中怀孕。由于事先毫无计划和准备，结果有的发生了自然流产，有的感染了流感、风疹等，有的使用了孕期应当禁用的药物。可见，婚后注意避孕、实行有计划的自主怀孕很有必要。当夫妻双方确定要孩子后，应共同进行一次优生咨询和健康检查。

有的青年男女喜欢在春节结婚。这对婚后不实行有计划的自主怀孕的夫妇来说，危害性尤其大。首先，冬春季节是各种病毒

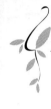

性疾病流行的季节。其次，由于天气寒冷，如果居室用煤取暖又不注意通风换气，会造成室内空气污染。还有不少人在节日期间频繁地熬夜、喝酒，而这些都不利于优生。因此，凡是准备在春节结婚的人，应注意采取有效的避孕措施和预防各种病毒性疾病，如提前接种疫苗、戒烟忌酒、注意睡眠、锻炼身体和孕早期少去公共场所等。

（七）胎教与新生儿筛查

1. 什么是胎教？

胎教的真谛在于激发胎儿内在的潜力，所谓"胎儿都是天才"，并不是说胎儿都可以成为天才，而是指胎儿都存在可以激发的潜力。广义的胎教指为了促进胎儿生理上和心理上的健康成长，同时确保孕妇能够顺利地渡过孕期所采取的精神、饮食、环境等各方面的保健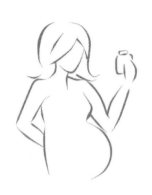措施。狭义的胎教是指根据胎儿各感觉器官发育成长的实际情况，有针对性、积极主动地给予适当合理的信息刺激，使胎儿建立起条件反射，进而促进其大脑、躯体、感觉器官及神经系统的发育。

（1）音乐胎教：温和、动听、悦耳的轻音乐能使母亲得到美的享受，给胎儿以宁静感，可使胎儿心率平稳，从而改善胎盘的供血状况，促进发育。音乐的节律性振动对胎儿的脑发育也是一个良好的刺激。从孕16周起可以有计划地实施音乐胎教，每天1或2次，每次15~20分钟。

（2）语言胎教：母亲讲话的声音对胎儿有安抚情绪的作用，因此，准妈妈可以从孕期起，通过许多有趣的胎教游戏，增加与胎儿互动的机会。父亲应该多与胎儿进行语言上的沟通，沟通的时候要抚摸孕妇的肚子，让宝宝有所感觉。

（3）抚摸胎教：父母用手轻轻抚摸或拍打胎儿，使胎儿形成触觉上的刺激，促进其神经和大脑发育。研究证明，经过抚摸训练的胎儿，其肌肉比较发达，对外界环境刺激的反应也较灵敏。

（4）情绪胎教：现在生理学研究发现，母亲的情绪直接影响其内分泌物质，而内分泌物质经血液流入胎儿体内，使胎儿受到或优或劣的影响。尽量创造一个舒适的环境，如室内颜色调和、四周保持整洁等。避免收看情节紧张的电视节目或收听令人情绪紧张的广播。过有规律的生活，忘记烦恼和忧愁。

（5）营养胎教：讲究孕期的合理营养，而非只填饱肚子或认为吃得越多越好。营养要全面，食品要多样，饮食要有规律，进食要适量。必须补充的营养有蛋白质、维生素、无机盐及必需脂肪酸。孕后期容易受便秘之苦，应增加水分、纤维素的补充，多摄取富含纤维素的蔬菜和水果，以减少便秘的发生。

（6）光照胎教：只要不是太刺激的光线，就可给予胎儿脑部适度的明暗刺激，促进其脑部发育。在晴朗的天气外出散步时，可让胎儿感受到光线强弱的对比。

总而言之，随着现代医学的发展，越来越多的研究表明，胎儿在母体中不单单是营养的索取者，随着胎儿的五感发育，他们每时每刻都在接受母体内外的信息，感知母亲的心跳和喜怒哀乐。

2. 什么是新生儿疾病筛查？

新生儿疾病筛查是指通过血液检查对某些危害严重的先天性代谢病及内分泌疾病进行群体过筛，使患儿得到早期诊断、早期治疗，避免因脑、肝、肾等损害导致生长、智力发育障碍甚至死亡。

我国新生儿疾病筛查始于 1981 年，目前覆盖率已接近 50%。

（1）对象：所有出生 72 小时（哺乳至少 6～8 次）的活产新生儿。

（2）内容：我国目前筛查疾病仍以苯丙酮尿症（PKU）和先天性甲状腺功能减低症（CH）为主，某些地区则根据疾病的发生率选择葡萄糖－6－磷酸脱氢酶（G－6－PD）缺陷病等筛查或开始试用串联质谱技术进行其他少见先天性代谢病的新生儿筛查。

（3）方法。

1）采血时间：采血应当在婴儿出生 72 小时，哺乳至少 6～8 次的时候。

2）采血滤纸：采血滤纸必须与标准滤纸一致，为质地、厚度、吸水性、渗水性等相当均一的特制纯棉优质滤纸。

3）采血部位及采血方法：多选择婴儿足跟内侧或外侧。按摩或热敷婴儿足跟，使其充血，酒精消毒后用一次性采血针穿刺，深 2～4mm，弃去第一滴血后将挤出的血液滴在特定的滤纸上，使其充分渗透至滤纸背面。要求每个婴儿采集 3 个血斑，每个血斑的直径应≥10mm。

4）标本的保存与递送：采血滤纸在室温下阴干，在规定时间内送达筛查中心，或暂时放入纸袋在 2～10℃冰箱中保存。

5）采血卡片填写要求：应在采血卡片上逐项填写所有项目，不能漏填。字迹要清楚，文字要规范。

6）筛查方法：随着实验诊断技术的发展，国内多数筛查实验室已采用荧光分析法（全定量）进行苯丙酮尿症筛查，极少数筛查实验室仍用传统的 Guthrie 细菌抑制法（半定量），也有筛查实验室用高效液相色谱法进行苯丙酮尿症筛查。甲状腺功能减低症筛查方法有酶联免疫法、酶免疫荧光法。近十多年来，发达国家已采用串联质谱技术对约 25 种遗传性代谢病进行筛查，大大提高了筛查效率。串联质谱技术是新生儿疾病筛查的发展方向。

7）筛查结果处理：为保证检测质量，检测由专人负责。对检测结果为阴性的，不需反馈市、县管理中心；对阳性可疑病例，则进行复查，若仍为阳性，则应反馈到市、县管理中心。市、县管理中心要配合做好阳性病例的召回（或追访）、复查和确诊工作。

8）病例追踪：确诊后的患儿要及时给予长期、正确的药物治疗或饮食控制，以保证新生儿疾病筛查的社会效果。

六、孕期保健

妊娠是胎儿在母体内生长发育的过程，卵子受精是妊娠的开始，胎儿及附属物的排出是妊娠的终止。胎儿在子宫内生长发育约260天，共40周，以4周为一个妊娠月，即10个妊娠月，称为十月怀胎。孕期分为三个时期，即孕早期、孕中期和孕晚期。

整个孕期，孕妇为了适应胎儿的生长发育，几乎全身各个系统都发生了巨大的变化。潜在的有害因素自始至终威胁着孕妇的健康。

据世界卫生组织统计，全球每年有1.6亿妇女妊娠，其中15%患有严重的合并症，1/3危及生命。全球每年有60万孕产妇死亡，换句话说，平均每分钟就有1名妇女因妊娠而死亡，有30名妇女因妊娠造成永久性损伤。发展中国家的孕产妇死亡数占全球孕产妇死亡数的99%，其中超过50%的孕产妇死亡发生在非洲撒哈拉沙漠以南地区，1/3发生在南亚。保障孕产妇安全，降低孕产妇死亡率是世界各国面临的重要问题。

孕期保健是专门针对孕妇的一种保健服务，可以尽早对孕妇的并发症及胎儿宫内险情做出反应，使胎儿得到及时救治，从而降低孕产妇死亡率和新生儿死亡率。孕期保健分为孕早期保健、孕中期保健和孕晚期保健。

（一）孕早期保健

孕早期指的是孕1周到孕13周末期间。

1. 孕早期孕妇身体有什么样的变化？

（1）停经：这是孕早期最明显的症状。在没有避孕措施的情况下性生活后 2 周没有如期来月经，并超过 5 天仍没有来月经，应考虑怀孕的可能。

（2）早孕反应：部分妇女于停经 6 周左右可出现畏寒、头晕、乏力、嗜睡、流涎、食欲不振、腹胀等症状。

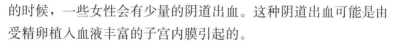

（3）乳房变大：雌激素促进乳腺管发育及脂肪沉积，孕激素促进乳腺泡发育，乳房变大，乳晕着色，并出现结节状小突起。

（4）少量的阴道出血：在受孕后第 11~12天，差不多在发现自己没有来月经的时候，一些女性会有少量的阴道出血。这种阴道出血可能是由受精卵植入血液丰富的子宫内膜引起的。

（5）尿频：由增大的前倾子宫在盆腔内压迫膀胱所致。当子宫逐渐增大超出盆腔后（约在妊娠 12 周以后），尿频症状自然消失。

（6）子宫变化：子宫肌纤维增厚、加长。

2. 孕早期胎儿在母亲身体里有什么变化？

妊娠第 1 个月是指孕妇从末次月经第 1 天算起 4 周以内的时间。如果孕妇的月经周期为 28~30 天，孕 2 周末精卵结合，受精后约 4 天分裂成细胞团的受精卵沿着输卵管到达子宫，第 3 周细胞团脱去外膜为着床做准备，第 4 周胚胎已牢固地植入子宫。

细胞团逐渐长大，同时开始分化，一部分变成胎儿，另一部分变成供给胎儿营养并保护胎儿的附属器官。

孕 3 周至孕 4 周称为胎芽期。胎芽身长 0.5~1cm，状如小

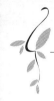

海马。孕 4 周出现心脏。

妊娠第 2 个月（孕 5~8 周）：胚芽发育成胚胎。胚胎有躯体和"尾巴"，已能分辨出眼以及手和足上的小嵴，这些小嵴就是今后的手指和脚趾。该月是胎儿绝大部分器官的分化和形成时期，故又称胚胎器官形成期。

孕 5 周胚胎的神经管逐渐形成，这些神经管今后将发育成脑和脊柱。

孕 7 周左右胎儿身长 2~3cm，重约 4g，已经长出了手和脚，眼睛、耳朵、嘴也大略可看出，脸部初步像人了。

孕 8 周末，头部发育明显，占身体的一半，可分辨眼、耳、口、鼻、四肢，心脏发育的关键期已经基本结束，初具人形，超声检查可以探及胎心搏动。胚胎开始有运动。

妊娠第 3 个月（孕 9~12 周）：到孕 10 周胚胎期结束进入胎儿期，手指和脚趾已清晰可见，胎盘开始形成，脐带也逐渐长长。此时胎儿的性器官已形成。

孕 12 周末外生殖器已经形成，四肢可以活动，肠道开始蠕动，心脏发育完全，用彩色多普勒超声检查可闻及胎心。

3. 孕早期保健的主要内容是什么？

（1）孕早期首先应该及时进行超声检查，明确妊娠部位，排除异位妊娠，判定胎儿的存活情况。若有出血可寻找出血原因，对于月经紊乱的孕妇还可以帮助其推算预产期，明确胎儿的个数，判断双胎妊娠绒毛膜性质等。

阴道超声在孕早期更精确，且直观、快速，孕妇无需憋尿。孕早期孕妇存在尿频的生理现象，憋尿很艰难，阴道超声更适合。

此外，阴道超声能够较腹部超声更早发现胎儿心跳。就检查数据的精确度和舒适度而言，阴道超声优于腹部超声。如果没有阴道出血、先兆流产等异常表现，阴道超声可为首选。

（2）一定要注意补充叶酸，因为整个孕期孕妇对叶酸的需求量是怀孕前的 1.5～2 倍，孕早期每天服用叶酸 0.4mg，可大大降低胎儿神经管畸形的发生率，预防新生儿出生缺陷。

（3）避免接触有害物质，因为胚胎在受孕后第 3～8 周逐渐分化出形态与功能不同的各类器官，这一时期特别容易受到有害物质影响而诱发畸形。然而大多数妇女要月经超期 1～2 周甚至更晚才会想到可能妊娠，此前可能已在无意中接触了有害物质。常见的有害物质有烟、酒、X 射线、工业有害气体、重金属、农药、油漆、弓形虫等。

（4）及时到医院进行首次产检并登记信息。产检通过对孕妇和胎儿的监护，及早预防和发现并发症，减少不良影响。

小贴士

孕期需进行 7 次规范化产检，分别在孕 16 周、孕 18～20 周、孕 28 周、孕 34 周、孕 36 周、孕 38 周、孕 41 周。既往未生育者，还应在孕 25 周、孕 31 周、孕 40 周分别增加 1 次，共计 10 次。

（二）孕中期保健

孕中期指的是孕 14 周到孕 27 周末期间。随着早孕反应消失，很多孕妇的食量明显增大。孕中期胎盘已经形成，胎儿进入了相对比较安全的阶段。

1. 孕中期孕妇身体有什么样的变化？

（1）孕妇的体型出现明显的变化：随着妊娠的进展，子宫逐渐增大，孕 12 周以后在下腹耻骨联合上方可触及子宫底。后期腹部逐渐增大，

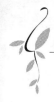

孕 20 周左右，可以感觉到胎动。

（2）早孕反应消失：从孕 12 周后早孕反应逐渐消失。

（3）色素沉着：孕妇除乳头、乳晕、外阴等处有明显的色素沉着外，面部可出现蝶状褐色斑。有些孕妇在下腹正中可能出现一条黑线。

（4）乳房变化：乳腺管和腺体继续增生，脂肪沉积，乳房变大。

（5）消化系统：在孕激素的作用下，肠道蠕动减缓，胃排空延迟，进食后会有胀满感和烧灼感，部分孕妇可出现便秘。

（6）血容量：孕 6～8 周开始，血容量开始持续增加，甲状腺功能更加活跃。

（7）牙齿：在孕激素的作用下，牙龈增厚并稍显松软。

2. 孕中期胎儿在母亲身体里有什么变化？

妊娠第 4 个月（孕 13～16 周）：此时胎儿的眼、耳和鼻已完全形成，胎盘也发育成熟，孕妇与胎儿已紧密连成一体。

易造成流产的危险期基本结束，该月至妊娠第 7 个月为孕期最安定的时期。

胎儿满 16 周时身长约 18cm，差不多有母亲的手掌那么大，体重约 120g。脸上长出胎毛，胎盘形成，开始迅速成长，骨骼和肌肉发达，手脚开始活动，但孕妇还感觉不到胎动。

胎儿泡在羊水里，就像宇航员在太空里一样，轻飘飘地来回转动。

妊娠第 5 个月（孕 17～20 周）：胎儿的运动神经和感觉神经已开始发育，出现肌肉的细微活动。肝脏开始造血，全身开始长毛，头发、指甲开始长出来。胎儿身长 23～25cm，体重为 250～300g。皮肤渐渐显现出红色，皮下脂肪开始沉着，皮肤不透明了。胎儿的心跳十分活跃，在羊水中胎儿的手脚可以自由地活动。

孕妇下腹的隆起开始变得明显。

在孕 18～20 周孕妇可感觉到胎动。

妊娠第 6 个月（孕 21～24 周）：这个时期胎儿开始长出头发、眉毛和睫毛，骨骼已经长得很结实，但还没有形成皮下脂肪，所以很精瘦。胎儿在充足的羊水中能够自由地移动身体，甚至可以头朝下。皮肤表面开始附着胎脂。胎儿长约 30cm，重约 650g。

孕妇的下腹增大。子宫底高 18～21cm。

妊娠第 7 个月（孕 25～28 周）：这个时期胎儿眼睑打开。胎儿的大脑和感觉系统变得发达，眼睛开始对光敏感，听觉也有所发育，不过听觉发育完成要到妊娠第 8 个月。

胎儿身长 35～38cm，重约 1000g。

孕妇子宫高约 26cm。

3. 孕中期保健的主要内容是什么？

（1）孕中期保健指导：正常孕妇 4 周检查一次。孕中期胎儿发育较快，应重视营养及补充钙质。孕中期也应做重复且有必要的检查，如血常规、尿常规（包括尿糖）、肝功能等，并综合检查结果进行高危评分，做相应的处理。

（2）对有合并症的孕妇进行系统管理：对患有各种合并症的孕妇，除在高危妊娠保健门诊加强产前监护外，还应与有关科室进行协同治疗。孕中期初次来院就诊者，应仔细询问病史，查看有无异常。异常妊娠的随诊间隔时间根据病情决定，一般 1～2 周检查一次，在规定时间未复诊者应进行随访，以免病情发展而发生危险。根据病情，部分患者应提前入院治疗。

（3）对病理妊娠的预防：孕中期要预防晚期流产与妊娠期高血压疾病的发生。从孕 20 周开始，每位孕妇在定期产前检查时必须量体重、测血压、查尿蛋白，以便及早发现轻度妊娠期高血压疾病，采取措施，推迟或减少并发症的发生。

（4）产前诊断：妊娠满 16 周的孕妇应做血甲胎蛋白测定，以筛查胎儿神经管畸形。对高龄孕妇及疑有畸形或遗传病的胎儿，要进一步做产前宫内诊断，如用 B 型实时超声检查胎儿有无畸形，羊膜腔穿刺抽取羊水做甲胎蛋白测定，条件允许时进行羊水细胞培养做染色体核型分析等。

（5）监护胎儿发育情况：通过测量子宫底高度、腹围等指标绘制妊娠图。必要时做 B 型实时超声检查，了解胎儿发育情况，查看胎儿是否过大或过小、羊水有无过多或过少等，并分析原因，做必要的检查并对症治疗。

小贴士

妊娠图是表示孕期母胎情况的图，通过观察体重、血压及尿蛋白情况，可早期提示妊娠期高血压疾病，通过子宫底高度及腹围变化曲线，提示胎儿是否有发育过快或发育迟缓，及早发现双胎及其他异常。

绘制妊娠图只需准备一张妊娠图表及一条有厘米刻度的软皮尺。每次测量前，孕妇应排尿，使膀胱空虚，以保证测量的准确性。测量可由丈夫进行。测量时，孕妇取仰卧位，褪下裤子，暴露腹部。检查者用软皮尺紧贴腹壁，测量自耻骨联合上缘中点至子宫底的长度，将所测得的数值绘在本次孕周的纵坐标上。

宫高曲线走势接近甚至低于图表上的低体重曲线，提示宫内胎儿生长发育不良，体重偏低。

宫高曲线呈正常体重曲线走势，提示胎儿发育正常。

宫高曲线走势接近甚至超过高体重曲线，多见于巨大儿或多胎妊娠，有时也可见于头盆不称及前置胎盘等。羊水过多和胎儿脑积水等也是导致高体重曲线的重要原因。

（三）孕晚期保健

孕晚期是指从孕 28 周起至孕 40 周。这个时期应着重注意孕妇和胎儿的安全，孕妇必须定期接受产前检查，生活要有规律，情绪要稳定。

1. 孕晚期孕妇身体有什么样的变化？

（1）子宫重量和容积增大：随着胎儿生长，羊水逐渐增多，子宫的重量和容积进一步增大，足月时子宫重量约为1000g，容积由未孕时的5ml增至足月时的5000ml，在临产前的1～2周可能出现不规律无痛性宫缩，多见于夜间。

（2）体重明显增加：体重平均每周增加500g，由于孕期激素和身体重心改变，孕妇会出现腰背疼痛，下腹及大腿感觉沉重，增大的子宫若压迫一侧坐骨神经，还可能出现受累侧下肢疼痛。

（3）胎头入盆：孕36周后胎头逐渐入盆，使孕妇出现尿频，妊娠子宫压迫盆腔静脉，易出现足踝部及小腿水肿。

（4）血容量增加：血容量在孕32～34周时达到高峰，增加40％～45％，平均增加1500ml，之后维持此水平直至妊娠结束。

（5）乳房增大，乳晕色素沉着更加明显，挤压乳房时会有少量淡黄色液体溢出。

2. 孕晚期胎儿在母亲身体里有什么变化？

妊娠第8个月（孕29～32周）：胎儿活动逐渐增多，肌肉和神经已经很发达。心脏和听觉器官基本发育完全。到孕30周时，可以测到胎儿大脑的脑电波。此时，胎儿的意识活动开始萌芽。胎儿的头部慢慢向子宫下方移动，为出生做准备。胎儿的身长约

40cm，体重约 1800g。

孕妇子宫底高度达到 27～29cm。

妊娠第 9 个月（孕 33～36 周）：胎儿皮下脂肪进一步增多，皮肤的厚度增加，皱纹减少，毳毛相对减少，全身的细毛也逐渐消退，看上去更像一个婴儿了，胎动的次数比原来减少，动作幅度减弱。内脏器官基本发育完全，头发和指甲都长出来了，指甲长得很快，已经长到指尖部位。

胎儿的身长约 50cm，体重约 2800g。

妊娠第 10 个月（孕 37～40 周）：胎儿身体各个器官已发育完成，肺部是最后一个成熟的器官，宝宝在出生后几个小时内才能建立起正常的呼吸模式。胎儿身长约 51cm，体重 3000～3500g。

孕妇自觉下腹的压力越来越大，突出的肚子逐渐下坠，这就是胎儿入盆，为分娩做准备。

孕 40 周末：大多数的胎儿都将在这一周出生。胎儿的羊水因胎儿身体表面绒毛和胎脂的脱落和其他分泌物的产生，由原先的清澈透明开始变得浑浊，呈乳白色。胎盘的功能逐渐退化，胎儿娩出后即完成其使命。

3. 孕晚期保健的主要内容是什么？

（1）进入孕晚期以后，孕妇子宫已经极度胀大，各器官系统的负担也接近高峰，孕妇心理上的压力也比较重。由于体型变化和运动不便，孕妇心理上会产生一些变化，许多孕妇会产生一种兴奋与紧张并存的矛盾心理，从而导致情绪不稳定、精神压抑等心理问题。此时孕妇应稳定情绪，保持心绪平和，安心等待分娩时刻的到来。

（2）监测胎动可早期发现胎儿宫内慢性缺氧，及时治疗，保证胎儿的正常发育。从妊娠第 7 个月起直到临产，孕妇需要定期监测胎动。

（3）孕晚期的定期产检能有效避免妊娠并发症和合并症。孕28～36周，每2周产检一次（孕30周、孕32周、孕34周、孕36周），孕36周后每周产检一次（孕37周、孕38周、孕39周、孕40周）。

（4）产检内容包括胎位、胎动计数、胎心监护、骨盆测定等。

（5）孕晚期容易发生并发症，如妊娠期高血压疾病、胎位不正、产前出血、早产等，因此应加强孕晚期保健，预防妊娠并发症。

小贴士

每天早、中、晚各1小时数胎动3次，计数相加，乘以4即为12小时胎动计数。12小时内有30次以上的胎动，提示胎儿情况良好；20～30次胎动，应加强注意，增加计数次数；＜20次胎动，可能提示胎儿宫内缺氧，需及时到医院就诊。如时间不方便，可在晚8点至10点之间数1小时。胎动＞3次为正常，≤3次需要注意。胎动消失12小时为胎动警报，胎儿有死亡的危险，要及时到医院就诊。

需要提早入院的情况：双胎妊娠、臀位足先露、妊娠期糖尿病、瘢痕子宫、妊娠期高血压疾病、心脏病、前置胎盘等。

（四）缓解孕期不适症状

孕期出现不适症状是孕妇的普遍经历，是不可避免的，但并非每位孕妇都要经历。在不同孕期出现的症状不同，当症状不严重时，孕妇可以自行采取一些简单的办法使不适症状得以缓解。

1. 如何缓解尿频、尿急？

孕早期，子宫增大压迫膀胱可导致尿频、尿急。孕12周子宫超出腹腔后，症状自然消失。孕晚期，由于胎儿先露入骨盆，膀胱再次受到挤压，尿频现象再次出现。某些孕妇咳嗽、擤鼻涕或打喷嚏时有尿外溢的情况。孕妇检查时只要排除尿道感染，尿频、尿急则属于正常现象。孕妇不需要限制液体摄入量，以免脱水，影响机体正常代谢。指导孕妇做提肛运动，训练盆底肌的张力，以助于控制排尿。

2. 如何缓解胃区不适？

孕妇常有上腹压迫感等症状，这是子宫增大造成胃部受压的结果。孕期胃肠蠕动减弱，胃部肌肉张力降低，尤其是胃贲门括约肌松弛，导致胃内容物倒流到食管下段，食管黏膜受到刺激，产生胃区灼烧感。饭后立即卧床、进食过多、摄取过多的脂肪及油炸食品均会加剧这一症状。有人认为脂肪有抑制胃酸分泌的作用，因此饭前吃奶油等食物能够减缓胃区不适。如果已经出现胃部不适，则可以服用氢氧化镁、三硅酸镁等制酸剂，但应避免选用含碳酸氢钠的食物（如苏打饼干）和药物。

3. 如何缓解胀气？

孕期由于胃肠活力减弱，肠内气体容易积聚引起腹胀，一般不需特殊治疗。孕妇可以食用容易消化的食物，避免过饱的情况，以少量多餐的方式满足机体需要，养成定期排便的习惯，适当锻炼，促进肠蠕动。必要时可按照医嘱服用缓泻剂或软化大便的药物，保持大便通畅，帮助减轻胀气症状。

4. 如何缓解便秘？

造成便秘的原因是增大的子宫推挤使小肠移位、液体摄入减少、室外活动量减少、孕期肠蠕动减缓、孕期补充铁剂等。缓解便秘的方法是了解孕妇的饮食情况，鼓励孕妇每天摄入适量的新鲜水果、蔬菜以及富含纤维的食物，鼓励孕妇每天适量运动，保持良好的肠道功能。

5. 如何缓解背痛？

随着子宫增大，孕妇身体重心前移，为保持身体的平衡，必须采取头和肩向后仰、腹部向前突、脊柱内弯的姿势。结果往往使腰部和后背肌韧带负担加重，引起不同程度的背痛。此外，过度紧张、疲倦、弯腰或抬举重物、妊娠子宫压迫神经及关节韧带松弛（尤其是孕晚期）也是引起背痛的原因。孕妇应当在平时生活中保持良好的姿势，避免过度疲倦，坐位时，背部靠在枕头上或靠背椅扶手上，盘腿坐姿有助于预防背部用力。

6. 如何缓解手腕疼痛？

孕期分泌的激素，尤其是松弛素等，可导致筋膜、肌腱、韧带及结缔组织变软、松弛或者水肿，压迫神经造成手腕疼痛。手部水肿或过度伸屈手腕时可激发上述症状，孕妇感到双侧手部阵发性疼痛麻木，有针刺感或灼烧感。孕妇应减少使用电脑的时间，或在电脑键盘上安装一个腕托以保护手腕。当手指感觉有针刺样疼痛时，可轻轻按摩手指 5 分钟。腕管综合征多在夜间发病，因此睡觉时最好在手腕下垫一个枕头。

7. 如何缓解静脉曲张？

（1）不要提重物。重物会加重身体对下肢的压力，不利于症状的缓解。

（2）不要穿紧身的衣服。腰带、鞋子都不可过紧，而且最好穿低跟鞋。

（3）不要长时间站或坐。总是躺着对静脉曲张症状的缓解是很不利的。尤其是在孕中期和孕晚期，要减轻工作量并且避免长期一个姿势站立或仰卧。坐时两腿避免交叠，以免阻碍静脉的回流。

（4）远离酒精。饮用含有酒精的饮料和酒水，会加剧静脉曲张的程度。

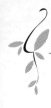

（5）最好采用左侧卧位。在休息和睡觉的时候，采用左侧卧位有利于下腔静脉的血液循环，减轻静脉曲张的症状。

（6）避免高温。高温易使血管扩张，加重病情。

（7）控制体重。超重会增加身体的负担，使静脉曲张更加严重。

（8）睡觉时，可用毛巾或被子垫在脚下面。这样可以方便血液回流，减少腿部压力。

（五）孕期护理

1. 如何支托乳房？

在体内激素的刺激下，孕期会出现乳头勃起、乳腺泡发育、乳腺管增生以及乳房增大等情况，因此孕妇乳房常常出现沉重、肿胀、触痛等不适感。乳房不存在随意肌，容易导致孕期乳房外形发生变化。孕妇应当选取适合自身的乳罩以维持乳房的正常形态。

2. 如何清洁乳房？

有效地清洁乳房不仅能够使乳腺导管畅通，而且对乳头韧性的增加以及哺乳期乳头皲裂的减少等有积极的作用。在初乳出现阶段，初乳容易在乳头处形成结痂，因此需要用软膏软化，再采用温水擦拭。产前用酒精或肥皂清洗乳头使乳头周围皮脂腺分泌的保护性油脂被除去，从而导致乳头过于干燥，容易发生皲裂而受到损害。因此，若孕妇计划母乳喂养，则应当禁止采用酒精和肥皂来对乳房进行清洗，日常擦洗时切勿用力过猛造成乳头刺激或损伤。怀孕最后三个月，可以用干毛巾摩擦乳头，促使乳头韧性增强和避免皲裂。清洗乳房后，孕妇可以在大拇指和食指上蘸少量油脂，而后绕乳头轻柔旋转，使油脂涂抹于整个乳头。

3. 如何护理乳头？

正常的乳头突出于乳房平面呈圆柱形结构。乳头扁平或轻度凹陷的孕妇，大部分在分娩后会自然突出。若乳头内陷，则可能导致产后难以哺乳，乳汁淤积，造成继发感染，甚至发生乳腺炎。因此，在怀孕5～6个月时应当对乳头内陷进行纠正。双手大拇指置于靠近凹陷乳头的部位，下压乳房组织，再向乳晕的位置逐渐外推，待乳头稍稍突起后，用手指将其轻微提起，在每天清晨或入睡前进行4或5次。

4. 如何护理皮肤？

孕期新陈代谢旺盛，孕妇由于汗腺、皮脂腺、阴道分泌物增多，常常感觉不适，因此应当勤换内衣裤、勤洗澡。孕期任何时间均可沐浴和擦身，但若孕妇胎膜已破，则不可沐浴。经常洗澡不仅能使全身皮肤保持清洁，还能对皮肤造成刺激，促进血液循环，加强排泄功能，使肾脏的排泄负担得以减轻。怀孕最后三个月，孕妇由于腹部沉重而难以保持身体平衡，进出浴室容易滑倒，此时建议孕妇改用坐位沐浴的方式。

5. 如何穿着？

理想的孕妇标准服装可以帮助纠正孕妇膨胀的外形。孕妇可根据不同季节选取不同材质、样式的衣服，最好无腰带、舒适宽松和便于洗涤。孕期建议穿具有良好弹性的连裤袜，禁止穿紧身裤以及环形袜子，防止下肢静脉回流受阻，使静脉曲张进一步加重。

6. 如何休息和运动？

孕妇应当保证自身的休息，避免疲劳，根据自身情况进行适当的室外活动。室外散步是最佳的运动方式，不仅简单，而且能够使孕妇充分呼吸新鲜空气，享受阳光照射，还能够刺激全身肌肉，特别是与分娩有关的几组盆底肌肉。另外，孕妇还可以参加一些娱乐活动，以消除紧张和焦虑。

七、产后保健

（一）产后保健的定义及目的

产褥期母体全身各个系统逐渐复原，乳腺分泌旺盛。产后需加强访视，做好产后护理，预防产后感染。这一系列的工作称为产后保健。

妇女产后的生殖器官，尤其是子宫发生了巨大的改变。分娩后，子宫及骨盆的弹性降低，形成腹、臀部松弛的赘肉，造成体态臃肿，易引起产后内脏器官下垂或子宫位置不正。同时，由于盆腔压力降低，肌肉收缩无力，也可能导致产后腹腔及盆腔静脉血液滞留，肠蠕动能力减弱，造成大便不畅和便秘。产后保健是产妇生理恢复的重要环节，也是产妇身体恢复健康的重要保证。

1. 产褥期早期孕妇身体有什么样的变化？

（1）分娩后子宫短期内恢复到非妊娠时的大小，即从 1kg 和 5000ml 减少为 70g 和 5ml。分娩后子宫在肚脐和耻骨联合中间，产后 2 周回到骨盆内，产后 6 周恢复到正常大小。

（2）最初 2~3 天恶露量较多，之后迅速减少，有时也会持续数周。母乳喂养有助于减少恶露，可能是因为母乳喂养会促使子宫收缩，加速子宫的复旧。

（3）在产后数小时内宫颈复原，产后 1 周宫颈张力恢复正常（只通过 1 指）。外阴和阴道在数天内恢复正常，哺乳期可能会有低雌激素表现。产后盆腔如图 7-1 所示。

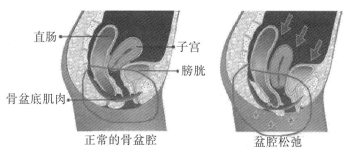

直肠　　　　　　　　　　子宫

　　　　　　　　　　　　膀胱

骨盆底肌肉

正常的骨盆腔　　　　　　盆腔松弛

图 7-1　产后盆腔

（4）产后 3~4 周，不哺乳的妇女即可恢复排卵。选择完全母乳喂养的妇女中有 98％ 的人可出现长达 6 个月的哺乳期闭经。

（5）在产后 2~3 周，与妊娠有关的心血管系统改变恢复正常。分娩后有约 5kg 重量的液体通过尿液、汗液和呼吸排出。

2. 传统的产后访视定于什么时候？

传统上，应告知产妇于产后 6 周去看产科医生。在此次就诊时，产科医生通常会询问母乳喂养的情况，进行腹部检查和阴道检查，并给予有关避孕的指导和建议。

3. 产后经常发生什么问题？

产妇分娩后患病率处于较高水平。有研究表明，在分娩后 2 周有 85％ 的妇女有至少一种健康问题，产后 12~18 个月，76％ 的妇女仍然有至少一种健康问题。常见的健康问题有疲劳、剖宫产伤口疼痛、背痛、会阴部疼痛、小便失禁、性的问题、痔疮、抑郁、与伴侣的关系紧张、母乳喂养所致乳腺炎、排便困难等。

然而，大多数产妇在和医生交流时都很少提到小便失禁、抑郁、痔疮和会阴部疼痛等问题，也很难讨论到性的问题。

（二）产后保健的关键事项和内容

1. 产后保健应该如何进行？

最近英国的全科医生指南指出，每一位产妇在妊娠结束后的6～8周应该接受基本的保健。

（1）产妇在产后首次看医生时应该被告知潜在危及生命的疾病症状和体征，使她们能够及时寻求医疗援助。

（2）所有产妇保健的提供者要鼓励母乳喂养。

（3）医生每次与产妇见面时，应询问产妇的情感状况、家庭情况和社会支持情况。鼓励产妇和她们的家人将产妇反常的情绪和行为变化告诉医生。

（4）为产妇的家人提供信息和建议，以使他们能够评估产妇的一般情况，识别常见的疾病，以及潜在的、危及生命的疾病症状和体征（表7−1）。

表7−1　潜在的、危及生命的疾病症状和体征

症状和体征	疾病
• 突然和大量失血、持续失血； • 头晕、眩晕或心悸、心动过速。	产后出血
• 发热、寒战、腹痛和恶露异味。	感染
• 在产后72小时内有头痛并伴有以下一个或多个症状： 　视力障碍、恶心、呕吐。	子痫
• 单侧小腿疼痛、发红或肿胀； • 呼吸困难或胸痛。	血栓栓塞

2. 产后保健应主要注意哪些方面？

（1）心理健康：鼓励产妇自我调节，以保障自身心理健康。

（2）会阴部护理和性交困难：会阴部疼痛是一个常见的产后问题，特别是对于经历了会阴侧切或撕裂的妇女。在产后早期，

产妇应经常更换护垫，也可冷敷，严重时可服用对乙酰氨基酚缓解疼痛或使用非甾体消炎药。

在产后 2~6 周，可以询问产妇性交困难和性交痛的问题，导致这些问题的主要原因是雌激素缺乏引起阴道萎缩、炎症。必要时可以在阴道内使用雌激素软膏或栓剂。

（3）便秘、痔疮和小便失禁：分娩后产妇可能会遇到小便失禁的问题，可以通过盆底肌训练协助解决。若出现便秘或痔疮问题，则可通过调整饮食结构、适量运动来缓解。

（4）产后性生活：产妇分娩后全身各个器官和系统的恢复需要一段时间。子宫一般要在产后 6 周左右才恢复到妊娠前大小，而胎盘附着部位的子宫内膜在正常情况下需要 6~8 周才能完全恢复。因此，产妇在产后 6 周需要回医院进行产后检查，医生确认已恢复健康后才可性交。

注意：恶露未净时绝对禁止性交。因为阴道有出血，标志着子宫内膜创面未愈合，性交时会带入致病菌，导致严重的产褥感染。

由于产后宫颈及阴道口所分泌的润滑液较少，丈夫最好能多一些耳语、亲吻及爱抚，延长"前戏"时间，等润滑液分泌多了再性交。产后短期内体态不能完全恢复，夫妻双方应该进行多方面的沟通。丈夫要多安慰、鼓励，增强产妇的信心。丈夫的动作要轻柔、缓慢，因为产后产妇的阴道上皮尚且薄弱，动作粗暴易造成裂伤。

（5）避孕：理想的避孕方法是采用安全套避孕。及时避孕是产后性生活美满的重要保障。应注意性器官的卫生。夫妻双方都应注意保持外阴清洁，做到每天及性交前清洗外阴，穿棉质内裤，勤洗勤换。远离人工流产。产后在恢复性生活的同时，应注意采取安全有效的避孕措施，即使是哺乳期月经尚未来潮时，也不要有侥幸心理。如果因意外怀孕进行人工流产，会带来很大的

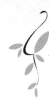

危害。产后短期内人工流产者（尤其是正常产后 3 个月，剖宫产术后 6 个月者）属于高危手术对象。此时子宫壁薄而软，进行手术容易发生穿孔等意外，损害产妇的身心健康，也不利于婴儿的哺育。因此，夫妻双方一定要做好避孕工作，预防产后意外怀孕。

1）产后常见的避孕方法：一般采用避孕套配合避孕药避孕，产后 3 个月可以选择放置宫内节育器，还可以选择皮下埋植剂、孕激素避孕针和阴道药环等。

2）产后不宜使用的避孕方法：哺乳期不能采用口服避孕药、复方避孕针避孕，否则会对乳汁分泌和婴儿的生长发育产生不良影响。哺乳期闭经避孕法仅适用于产后完全哺乳且闭经的妇女。但产后很难掌握恢复排卵的时间，因此哺乳期闭经避孕法很不可靠，不宜使用。

（6）免疫接种：注意产妇是否患有乙肝、丙肝等传染病，判断婴儿是否应该接种后续疫苗。

（三）母乳喂养

医生应评估产妇母乳喂养的方法和婴幼儿的生长情况，并检查乳房和乳头。纯母乳喂养是指除母乳外，不给婴儿吃其他任何液体或固体食物。

1. 如何知道婴儿是否得到足够的奶水？

（1）每天尿湿尿布 6~8 次（如果穿的纸尿裤就难以评估）。

（2）身长和头围增长。

（3）婴儿有软的大便。

（4）在一天的某些时段婴儿是警惕和饱足的。

（5）体重每月平均增加 500g。

（6）婴儿有良好的肤色和肌

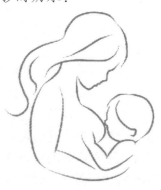

张力。

2. 正确的母乳喂养姿势是怎样的?

(1)握头交叉环抱式:用手掌托住婴儿的头枕部,婴儿面朝哺乳侧乳房,嘴正对乳头(如果母亲用右侧乳房哺乳,就用左手从下侧托住婴儿的头枕部)。

(2)侧躺(足球)抱法:让婴儿在母亲身体一侧,用前臂支撑婴儿的背,使其颈和头枕在母亲的手上。如果母亲刚刚从剖宫产术中恢复,那么这将是一个很合适的姿势,因为这样对伤口的压力很小。

(3)摇篮抱法:母亲用肘关节内侧支撑住婴儿的头,使婴儿的腹部紧贴母亲的身体,用另一只手支撑着乳房。因为乳房露出的部分很少,将乳房托出来哺乳的效果会更好。

(4)橄榄球抱姿:这个哺乳姿势特别适合于经历剖宫产的母亲(可以避免婴儿压迫腹部手术切口)以及乳房很大、婴儿太小、早产儿或者哺育双胎的母亲。母亲就像在腋下夹持一个橄榄球那样用上肢夹持婴儿,婴儿双腿位于身侧腋下(若用右侧乳房哺乳则用右臂),婴儿上身呈半坐卧姿势正对母亲胸前。用枕头适当垫高婴儿使其达到乳头水平。

3. 母乳喂养的正确步骤是什么?

(1)触碰婴儿嘴唇,使其嘴张开。

(2)婴儿嘴张开后,将婴儿抱在胸前,使他的嘴放在乳头和乳晕上,婴儿的腹部正对自己的腹部。

(3)如果婴儿吃奶位置正确,其鼻子和面颊应该接触乳房。

(4)待婴儿开始用力吮吸后,将婴儿的小嘴轻轻往外拉约5mm。目的是将乳腺导管拉直,便于顺利哺乳。

4. 母乳喂养有哪些常见问题?

大多数妇女在自己的宝宝出生之前已做出是否母乳喂养的决

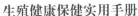

定。母乳喂养在住院期间就已经开始，许多妇女还没有泌乳就开始哺乳了（产后 3～5 天），因此应该重视常见的母乳喂养问题（表 7－2）。

表 7－2　常见的母乳喂养问题

症状	原因
乳房胀痛	• 乳房肿胀； • 乳腺导管阻塞； • 乳腺炎（伴发热症状）。
乳头疼痛	• 含接错误，不正确地吮吸乳房； • 乳头皲裂； • 乳头念珠菌感染。
其他	• 乳房平坦或乳头凹陷； • 断奶、回奶。

（1）乳房疼痛的治疗：最近的研究表明，没有任何一种外用药可以在乳头不适的环境中取得良好的效果。要降低乳头疼痛的发生率，最重要的是学会正确的哺乳技巧和婴儿含接乳头的姿势。乳头念珠菌感染的治疗方案：对婴儿（1/4 剂量）和母亲均使用硝酸咪康唑凝胶或制霉菌素滴剂，每天 4 次。

（2）乳房胀痛的治疗：减轻乳房胀痛可采用按摩、热敷、冰敷、药物治疗和增加哺乳次数等方法。可经常进行不限制形式的哺乳，包括对受累乳房延长哺乳时间并进行乳房按摩，如有必要，可采用手工挤奶并镇痛，以避免乳房肿胀的发生。

（3）乳腺导管堵塞的处理：乳腺导管堵塞表现为乳腺小叶局部肿块，母亲无不适、无发热。热敷肿块和向乳晕方向按摩可促进清除堵塞物，使乳腺小叶的肿块消退。母乳喂养者应持续排出乳房内的乳汁。

（4）乳腺炎的治疗：产褥期乳腺炎（即急性乳腺炎）是指乳房的化脓性感染，几乎所有患者均为初产妇，发病多在产后 3～

4 周，主要的临床表现为乳房红、肿、热、痛，局部有肿块、脓肿形成，体温升高，白细胞计数增高。出现乳腺炎时，应选择耐青霉素酶抗生素，比如：双氯西林或氟氯西林 500mg 口服，每 6 小时 1 次；头孢氨苄 500mg 口服，每 6 小时 1 次；红霉素（有青霉素过敏史者）口服，每 6 小时 1 次。在脓肿形成前以抗感染和促进乳汁排出为主，脓肿形成后以切开引流为主。

5. 如何回奶？

当不再需要喂奶或母亲病重不能喂奶时，回奶是必要的，可采用自然回奶和人工回奶两种方式。人工回奶又分为食物回奶和药物回奶。食物回奶：炒麦芽加红糖，放入锅内加水煮开，去渣饮用，每天 1 次，连服 1～2 周。药物回奶：采用中药类回奶药效果较好。

此外，通常断奶的过程应不少于 1 个月。每隔几天，用配方奶替代母乳，直到不再用母乳喂养婴儿。

（四）产后饮食指导

母体分娩时会消耗各种营养素，产后大量出汗和排出恶露也会损失一部分营养。如果产后饮食护理得当，可以促进产妇泌乳和身体康复，所以产后饮食指导对产妇尤为重要。

1. 产后饮食指导有哪些要点？

（1）要注意食物多样化。

（2）食物粗细搭配。

（3）多食含钙丰富的食物。

（4）预防贫血。

（5）摄入足量的新鲜蔬菜、水果和海藻类食物。

（6）少吃盐和盐渍食物、刺激大的食物、污染食物。

（7）注意烹调方法。

（8）对于轻体力劳动的妇女，哺乳期每天应摄入约 3000kcal

的热能。蛋白质供热占13%～15%，脂肪供热占27%，糖类供热占58%～60%。

(9) 婴儿的生长发育需要充足的钙和铁。婴儿可到医院进行营养监测。

2. 产妇的饮食建议有哪些?

每天有早、中、晚3次主餐和上午10点、下午3点、晚上8点3次加餐。每天摄入1～2杯牛奶，2～3个鸡蛋。中、晚餐有一荤菜、一素菜、一汤，加餐可选择小点心、水果等，上午和晚上加餐可以选择多种多样的粥和馄饨等，每天的主食应多样化。煲汤时用微火慢煮，以保持营养成分。炒菜时应注意色、香、味俱全。营养搭配要合理，不宜让产妇天天都吃大鱼大肉，这样会使产妇因摄入热量太多而迅速发胖。在保证营养的同时，应适当吃些蔬菜和水果。

注意：制作月子餐时禁放辛辣、刺激性的调味品。改变传统坐月子期间只吃小米粥、红糖、鸡蛋、鸡汤的单一膳食观念，选择科学的月子餐，有助于产妇和新生儿的健康。菜板、刀具、抹布要生熟分开。

(五) 产妇个人卫生指导

1. 产妇如何洗浴?

若自然分娩且无侧切伤口，产妇体质容许，产后即可淋浴；若自然分娩有侧切伤口，可于3天后淋浴；若为剖宫产，则应待腹部伤口愈合后再淋浴，此前可擦浴。洗澡次数每天1或2次即可，每次洗浴时间以10～20分钟为宜，不宜空腹时洗浴，以免发生虚脱等意外。产后洗浴禁用盆浴，以免发生生殖道逆行感染。

2. 产后侧切伤口及腹部手术伤口如何清洁?

(1) 常规清洁侧切伤口及腹部手术伤口：叮嘱产妇经常更换

恶露垫，保持外阴清洁和干燥。侧切产妇睡觉时应侧向伤口对侧，以免恶露污染伤口。准备好干净的水盆、温水、清洁毛巾，让产妇清洁侧切伤口，每天 2 或 3 次。

腹部手术伤口如果没有特殊反应（红、肿、热、痛）可以不处理。

（2）侧切伤口及手术感染伤口的清洁消毒：侧切伤口可用 1：10 碘附溶液擦洗，每天 2 或 3 次。如果腹部手术伤口有轻度红肿，可用 75％乙醇每天涂擦 2 或 3 次；伤口红、肿、热、痛明显者应及时到医院就诊。

（六）形体恢复指导

1. 早期活动有哪些？

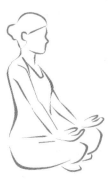

早期活动有助于体力恢复，增进食欲，促进排尿及排便，避免或减少静脉回流不畅及栓塞。阴道分娩者在产后 6～12 小时可起床进行少量活动，产后第 2 天即可随意活动；阴道难产或剖宫产者可在产后第 3 天由医护人员协助下床活动。

2. 如何做产后体操？

产后体操有助于腹部及盆底肌恢复，缓解腹壁松弛，预防子宫脱垂、尿失禁等。

（1）产后第 1 周：从产后第一天开始做产后体操。

1）脚踩踏板运动：踝部用力，将两腿向上弯，再向下弯，经常锻炼下肢肌肉，以促进静脉回流，预防下肢静脉或盆腔静脉栓塞。

2）盆底肌运动：仰卧，两膝弯曲，双脚平放。像中止排尿一样用力收缩肌肉，维持片刻后放松，重复 10 次。

3）腹部肌肉运动：呼气时紧缩腹部肌肉，维持数秒后放松，经常锻炼。

（2）产后第 2 周：除第 1 周的产后体操内容外，增加以下运动。

1）向后弯体运动：坐直，两腿弯曲并分开，两臂在胸前合拢。呼气时，骨盆稍向前倾斜，逐渐将身体向后弯，自感腹肌拉紧，尽量保持此姿势，并进行正常呼吸。然后吸气，坐直以锻炼腹肌。

2）侧向转体运动：仰卧，两臂平置于身体两侧，手掌向大腿外侧靠拢。头部稍抬起，身体向左侧偏转，左手向小腿方向滑动。再仰卧，休息片刻，然后向右侧转体以锻炼腹肌及腰肌。

3）向前弯体运动：仰卧，两膝弯曲，两脚稍分开，两手放在大腿上。呼气时，抬起头部及两肩，身体向前弯，使两手触及双膝。然后吸气，放松以锻炼腹肌。

3. 如何进行产后盆底肌康复？

妊娠和分娩不可避免地会对盆底肌造成不同程度的损伤，导致盆底肌功能障碍。我们在生活中常常可以见到：①咳嗽、打喷嚏、大笑、提重物时不由自主地漏尿（尿失禁）；②产后阴道松弛，性生活不满意；③盆腔器官脱垂症状逐渐明显。我们可以通过产后形体恢复操来促进盆底肌康复，从而有效预防这些情况。

注意：

（1）侧切或剖宫产产妇一般于产后 10 天开始做形体恢复操，运动量逐渐增加，时间由短到长。

（2）开始做操的时间不宜太早。

（3）运动量不宜太大。

（4）在做形体恢复操的过程中，可能会有恶露的反复，如可能在做操后恶露有所增多，或者恶露本已经停止，做操后又有少量恶露。总的原则是观察恶露的量与颜色。若只是略超过月经量，不是新鲜出血，一般不会有什么问题，否则就停止做操。

（七）产后抑郁症

产后抑郁症是指女性于产褥期出现的明显抑郁症状或典型的抑郁发作，与产后心绪不宁和产后精神疾病同属产褥期精神综合征。发病率为15%～30%。典型的产后抑郁症于产后6周内发生，可在3～6个月自行恢复，但严重者可持续1～2年，再次妊娠则有20%～30%的复发率。

1. 产后抑郁症有哪些临床表现？

产后抑郁症患者4周内可出现下列症状中的5条或5条以上（其中第1条和第2条是必须具备的），且持续2周以上，自感痛苦或社会功能已经受到严重影响（美国精神病学会，《精神疾病的诊断与统计手册》，1994年）。

（1）抑郁情绪（持久的情绪低落）。

（2）厌食，体重明显减轻或增加。

（3）对全部或多数活动明显缺乏兴趣。

（4）疲倦或乏力。

（5）失眠或嗜睡。

（6）对生活失去信心（无法感到快乐、幸福或没有感兴趣的东西）。

（7）自我评价降低（绝望感、无力应对和感到毫无价值）。

（8）精神涣散或思维迟缓。

（9）有自杀的念头。

产后抑郁症在一定程度上难以诊断。分娩对生理和心理都有很大的影响，比如筋疲力尽、睡眠不足、激素改变、角色转换、责任感和要求增加。大多数产妇可能有过类似抑郁症的症状，如嗜睡、性欲降低和焦虑等。

2. 如何诊断产后抑郁症？

人们通常采用多种量表进行产后抑郁症的测评和筛查，如爱

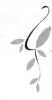

丁堡产后抑郁量表（包括 10 项内容，用于初级保健筛查）、宗（Zung）氏抑郁自评量表（包括 20 道题，主要用于衡量抑郁状态及治疗中的变化）、贝克抑郁问卷（包括 21 道题，对诊断产后抑郁症有较好的一致性和重复性）、汉密尔顿抑郁量表（包括 24 道题，常用于临床评定抑郁状态），再结合临床症状诊断。

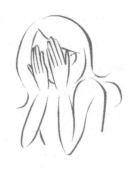

3. 如何治疗产后抑郁症？

产后抑郁症需要综合治疗。

（1）心理治疗：主要采用支持性心理疗法。医护人员应结合患者的心理状态，有针对性地采用劝导、鼓励、同情、安慰、支持以及理解和保证等方法，有效地消除患者的不良情绪，使其处于接受治疗的最佳心理状态，从而保证治疗的顺利进行。其他心理治疗方法有人际心理疗法、音乐疗法、焦点转移法、倾诉宣泄法、角色交替法、自我鼓励法和自我实现法等。

（2）药物治疗：一般采用抗抑郁药物和激素药物进行治疗。

（3）针灸推拿：中医认为疾病发生是因为阴阳失衡，而针灸通过穴位调节阴阳、补血养心，对哺乳没有影响，配合心理治疗，对产后抑郁症有独到而确切的疗效。

（4）音乐疗法：人的情绪会在音乐疗法中通过生理－心理模式发生变化，但也要根据个体化原则，将九型人格理论与音乐疗法相结合，以有利于患者的治疗和康复。

（5）户外锻炼：阳光照射有利于体内特殊的抗抑郁神经递质的合成、吸收，尤其是产后抑郁症患者很少接触外部环境，适当的户外锻炼能让患者情绪得到改善，而且在锻炼的同时能让患者有更多机会进行阳光浴，使产妇的抗抑郁神经递质增多。

（6）个体健康教育：整体护理已经把个体健康教育当成一个

非常重要的环节。产后抑郁症患者在接受科学计划、有效评估的个体化健康教育后，能够充分了解相关的健康知识，从而纠正对健康行为以及相关问题的不良认知，使产后抑郁症的治疗效果大大提高。

小贴士

产后抑郁症和其他抑郁症不同，患者在接受治疗时，往往还需要继续照顾孩子，并为此感到焦虑。尽管抑郁症的规范治疗会减轻产妇的症状，但似乎并不能帮助其减轻压力、促进母婴关系，对婴儿的作用也不明显。因此最好的办法是让产后12个月内、因精神障碍需要住院治疗的产妇住进专门的母婴病房。

八、自然流产及异位妊娠

（一）自然流产

自然状态下（非人为原因造成）发生的流产称为自然流产。在所有临床确认的妊娠中，自然流产的发生率约为 15％。发生在孕 12 周以前的流产被定义为早期流产，孕 12 周至不足孕 28 周的流产被定义为晚期流产。部分胚胎在着床后很快就停止发育，仅表现为月经过多或月经延期，即早孕流产。

1. 自然流产的临床表现有哪些？

自然流产的临床表现主要为确诊怀孕后阴道出血和腹痛。自然流产的过程：绒毛与蜕膜剥离→血窦开放→阴道出血→剥离的胚胎及血液刺激子宫收缩→排出胚胎→下腹阵痛。

2. 自然流产有哪些类型？如何处理？

（1）先兆流产：孕 8 周前多表现为先出现少量阴道出血，继发阵发性下腹痛或腰背痛。处理：流产早期，尚有继续妊娠的可能，应尽量安胎，动态监测胎儿情况。先兆流产可向以下各型发展。

（2）难免流产：由先兆流产发展而来，此时阴道出血量增多，阵发性下腹痛加重或出现阴道流液（胎膜破裂）。处理：流产不可避免。一旦确诊，应尽早使胚胎及胎盘组织完全排出，注意预防感染。

（3）不全流产：指妊娠产物已部分排出体外，尚有部分残留于宫腔内，由难免流产发展而来。由于宫腔内残留部分妊娠产物，影响子宫收缩，致使子宫出血持续不止。处理：一旦确诊，尽快清除宫腔残留物，必要时给予抗休克治疗，预防感染。

（4）完全流产：指妊娠产物已全部排出，阴道出血逐渐停止，腹痛逐渐消失，B超检查证实宫内无残留。处理：若无感染征象，一般不需处理。

（5）稽留流产：指胚胎或胎儿已死亡并滞留在宫腔内尚未自然排出，可导致凝血功能异常，发生于妊娠早期时也被称为胚胎停育。处理：排除或纠正凝血功能异常后再处理。由于组织机化，易残留，必要时应二次清宫。

（6）流产合并感染：流产过程中，若阴道出血时间过长，有组织残留于宫腔内，有可能引起宫腔内感染，严重时感染可延展到盆腔、腹腔乃至全身，并发盆腔炎、腹膜炎、败血症及感染性休克等。处理：抗感染治疗2～3天控制感染后清宫。大出血者在抗感染治疗的同时钳夹大块残留物，减少出血，感染控制后彻底清宫。感染严重者必要时应切除子宫。

（7）复发性流产：连续3次以上的自然流产。处理：孕前进行遗传咨询。宫颈口松弛者于孕14～18周行宫颈环扎术，分娩前拆除缝线。

3. 自然流产的原因有哪些？

（1）胎儿因素：包括夫妻染色体异常和胚胎染色体异常。常见的夫妻染色体异常包括平衡易位、罗伯逊易位等。胚胎染色体异常中以三倍体最多，其次为多倍体、X单体、常染色体单体以及染色体平衡易位、缺失、嵌合、倒位、重叠等。复发性流产夫妇染色体异常的发生率为4%，而正常人群为0.2%，其中母源异常与父源异常之比为3：1。单次自然流产中胚胎染色体异常为主要原因，随着流产次数增加，胚胎染色体异常发生率减少。

（2）母体内分泌失调：

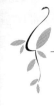

1）黄体功能不全占 23%~60%。2~3 个周期黄体检测显示黄体不足方可纳入诊断，黄体功能不全将影响受精卵着床。

2）多囊卵巢综合征高水平的促黄体生成素、高雄激素血症和高胰岛素血症降低了卵子质量和子宫内膜容受性，容易导致流产。

3）高泌乳素血症抑制颗粒细胞黄素化及类固醇激素，导致黄体功能不全和卵子质量下降。

4）甲状腺功能低下与反复发生的自然流产相关。

5）糖尿病亚临床或控制满意的糖尿病患者不会流产，未经控制的胰岛素依赖型糖尿病患者的自然流产率增加。

（3）母体生殖道异常：

1）子宫畸形包括单角子宫、双角子宫、子宫纵隔等，其中以子宫不全纵隔最易导致流产及早产。这是由于子宫纵隔部位内膜发育不良，对甾体激素不敏感，血液供应差。

2）Asherman 综合征导致宫腔体积缩小，对甾体激素应答水平下降。

3）宫颈机能不全易引起晚期流产和早产，是导致妊娠中期流产的主要原因。

4）黏膜下子宫肌瘤及大于 5cm 的肌间肌瘤与流产有关。

（4）生殖道感染：细菌性阴道病患者孕晚期流产及早产发生率升高。沙眼衣原体、解脲支原体造成子宫内膜炎或宫颈炎，可导致流产。

4．所有自然流产的患者都需要刮宫吗？

孕早期自然流产后 80% 以上的患者会在 2~6 周内排干净宫内妊娠组织，并发症也不会比手术干预多，因此，并非所有流产患者都需要刮宫。然而，最近 50 年来，早期流产患者进行清宫术治疗很常见。清宫术除了麻醉意外，还会导致最常见的远期并发症——宫腔粘连。现代循证医学对早期流产常规行清宫术的合理性提出了质疑，并建议采用其他方式，如口服米索前列醇或阴道上药。

药物治疗可以避免麻醉和手术，被认为是接近于自然的方式。但是针对胎停育和假性妊娠，药物治疗容易失败。药物治疗导致患者出血较多（出血可以持续3周），但疼痛程度低于手术，对宫腔的损伤较小，感染等并发症较少。但患者的生命体征不平稳、出血不止或者有感染迹象时，应考虑行清宫术。

5．如何应对先兆流产？

对于阴道出血量不多，伴轻微腹痛，有闭经史、早孕反应，尿妊娠试验阳性者，基层单位有条件的话可进行妇科检查。如子宫大小与闭经时间相符，无流水，宫口未开，确诊先兆流产，则宜保胎治疗。

（1）绝对卧床休息。

（2）应用镇静剂。

（3）内分泌治疗用黄体酮。

（4）采用维生素 E 治疗，严密观察。

（二）异位妊娠

受精卵在宫腔外着床发育的异常妊娠，叫作异位妊娠，也称为宫外妊娠。异位妊娠以输卵管妊娠最常见。异位妊娠的部位如图 8-1 所示。

· ①输卵管壶腹部妊娠78%
· ②输卵管峡部妊娠12%
· ③输卵管伞部妊娠5%
· ④输卵管间质部妊娠2~3%
· ⑤腹腔妊娠1%~2%
· ⑥阔韧带妊娠0.5%
· ⑦卵巢妊娠1%
· ⑧宫颈妊娠<0.5%

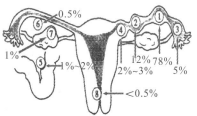

图 8-1　异位妊娠的部位

1. 异位妊娠的主要临床表现有哪些?

(1) 停经:除输卵管间质部妊娠患者停经的时间较长外,其他异位妊娠多在6~8周停经。有20%~30%的患者无明显停经史,或月经仅过期两三天。

(2) 阴道出血:胚胎死亡后,常有不规则阴道出血,色暗红,量少,一般不超过月经量。少数患者阴道出血量较多,类似月经。阴道出血可伴有蜕膜碎片排出。

(3) 晕厥与休克:由于腹腔急性内出血及剧烈腹痛,轻者可出现晕厥,严重者将发生失血性休克。出血越多、越快,症状越迅速、越严重,但与阴道出血量不成正比。

2. 导致异位妊娠的原因有哪些?

(1) 输卵管炎症:输卵管炎症可分为输卵管黏膜炎和输卵管周围炎,两者均为输卵管妊娠的常见病因。输卵管黏膜炎严重者可引起管腔完全阻塞而导致不孕;轻者输卵管黏膜粘连,纤毛缺损,导致受精卵的运行受阻而在该处着床。淋球菌及沙眼衣原体所致的输卵管炎症常累及黏膜,而流产或分娩后的感染往往引起输卵管周围炎。

(2) 输卵管手术:输卵管绝育术后若形成输卵管再通或瘘管,就有可能导致输卵管妊娠,尤其是腹腔镜下电凝输卵管结扎术及硅胶环套术。因不孕接受过输卵管粘连分离术、输卵管成形术者,发生输卵管妊娠的概率为10%~20%。

(3) 输卵管发育不良或功能异常:输卵管发育不良常表现为输卵管过长,肌层发育差,纤毛缺乏。双侧输卵管憩室或副伞等,均可造成输卵管妊娠。雌激素、孕激素分泌失常可影响受精卵的正常运送。此外,精神因素也可引起输卵管痉挛和蠕动异常,干扰受精卵的运送。

(4) 受精卵游走:卵子在一侧输卵管受精,受精卵经宫腔或腹腔进入对侧输卵管，称为受精卵游走。移行时间过长，受精卵发育增大，即可在对侧输卵管内着床形成输卵管妊娠。

（5）辅助生育技术：人工授精、促排卵药物体外受精—胚胎移植、配子输卵管内移植等，均可导致异位妊娠发生，且发生率为5%左右，相比一般原因异位妊娠发生率高。相关易患因素有术前输卵管病变、盆腔手术史、胚胎移植时移植液过多等。

（6）人工流产：人工流产可引起盆腔感染、子宫内膜损伤、子宫内膜异位症等，是导致异位妊娠的主要危险因素之一。

（7）剖宫产史：剖宫产术是异位妊娠发生的危险因素之一。其他盆腔手术也可能直接或间接损伤输卵管功能，从而影响受精卵的移行而增加异位妊娠的危险。

（8）其他原因：输卵管周围肿瘤（如子宫肌瘤或卵巢肿瘤）压迫，子宫内膜异位症引起输卵管、卵巢周围组织粘连，也可导致输卵管不畅，使受精卵运送受阻。也有研究认为，胚胎本身的缺陷、吸烟等也与异位妊娠的发生有关。

3. 异位妊娠的常用诊断方法有哪些？

输卵管妊娠未发生流产或破裂前，临床表现不明显，诊断较困难，应结合辅助检查，以尽早明确诊断。常采用妇科检查、妊娠试验、B超检查、血常规等方法结合进行诊断。

（1）人绒毛膜促性腺激素（HCG）测定：异位妊娠者体内人绒毛膜促性腺激素浓度较宫内妊娠低。连续测定血人绒毛膜促性腺激素：若倍增时间大于7天，异位妊娠的可能性则较大；倍增时间小于1.4天，则异位妊娠的可能性极小。

（2）黄体酮（孕酮）测定：异位妊娠者血清黄体酮浓度偏低，但在孕5～10周时相对稳定，单次测定即有较大的诊断价值。尽管正常妊娠者和异常妊娠者的血清黄体酮浓度范围存在重叠，难以确定它们之间的绝对临界值，但血清黄体酮浓度低于10ng/ml（放免测定）常提示异位妊娠，其准确率在90%左右。

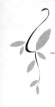

（3）超声诊断：B 超检查对异位妊娠的诊断尤为有用。阴道 B 超检查较腹部 B 超检查准确性更高。

（4）后穹隆穿刺：后穹隆穿刺被广泛用于辅助诊断异位妊娠。若为不凝血液，则支持有盆腔内出血，需排除异位妊娠或黄体破裂等疾病，再行涂片镜检新旧红细胞之比；若抽出血液凝结，多为误穿入血管；若为脓液或血性腹膜腔积液等，应根据病情，做细菌培养及药敏试验，查癌细胞等。

（5）腹腔镜检查：大多数情况下，结合异位妊娠患者病史、妇科检查、血人绒毛膜促性腺激素测定、B 超检查即可对早期异位妊娠做出诊断。但对于部分诊断比较困难的病例，在腹腔镜下检查可及时明确诊断，并可同时进行手术治疗。

4. 如何治疗异位妊娠？

输卵管切除术适用于内出血并发休克且没有生育要求的急症患者。有生育要求的年轻妇女可以行输卵管开窗术。

5. 如何预防异位妊娠？

（1）怀孕以及正确避孕：选择双方心情和身体状况俱佳的时机怀孕。如暂不考虑怀孕，就要正确避孕。正确避孕可以从根本上杜绝异位妊娠的发生。

（2）及时治疗生殖系统疾病：炎症是造成输卵管狭窄的罪魁祸首。人工流产等宫腔操作更是增加了炎症和子宫内膜异位症发生的概率，进而导致输卵管粘连狭窄，增加异位妊娠的可能性。子宫肌瘤、子宫内膜异位症等生殖系统疾病有可能改变输卵管的形态和功能。因此，及时治疗这些疾病可以减少异位妊娠的发生。

（3）体外受孕：如果曾经有过一次异位妊娠，可以尝试选择体外受孕。精子和卵子在体外顺利"成亲"之后，再将受精卵送回母体的子宫安全孕育。

九、孕期常见并发症及合并症

（一）妊娠期高血压疾病

妊娠期高血压疾病是产科常见疾病。妊娠期高血压疾病的病因涉及母体、胎盘和胎儿等多种因素。

1. 妊娠期高血压疾病有哪些临床表现？

（1）高血压：血压≥140/90mmHg 是妊娠期高血压疾病的特征性临床表现。血压缓慢升高时患者多无自觉症状，常在体检时发现血压增高，或在精神紧张、情绪激动、劳累后感到头晕、头痛等。血压急剧升高时，患者可出现剧烈头痛、视力模糊、心悸气促，从而引起心脑血管意外。重度子痫前期患者血压继续升高，出现严重高血压（血压≥160/110mmHg）。

（2）蛋白尿：尿蛋白可随着血管痉挛的变化在一天中有所变化。重度子痫前期患者尿蛋白继续增加，出现大量蛋白尿，尿蛋白定性≥（＋＋），或 24 小时尿蛋白定量≥2g。

（3）水肿：表现为显性水肿和隐性水肿。显性水肿多发生于踝部及下肢，也可表现为全身水肿。特点为休息后水肿不消失或突然出现，迅速波及全身甚至出现腹膜腔、胸膜腔、心包腔的积液。隐性水肿是指液体潴留于组织间隙，主要表现是体重异常增加。

妊娠期高血压疾病的高危因素如下：孕妇年龄≥40 岁、子痫前期病史、抗磷脂抗体阳性、高血压病史、肾病病史、糖尿病病史、初次产检时 BMI≥28、子痫前期家族史（母亲或姐妹）、多胎妊娠、妊娠间隔时间≥10 年、孕早期收缩压≥130mmHg 或舒张压≥80mmHg。

2. 如何诊断妊娠期高血压疾病？

孕 20 周后出现高血压、水肿、蛋白尿。轻者可无症状或有轻度头晕，血压轻度升高，伴水肿或轻度蛋白尿；重者有头痛、眼花、恶心、呕吐、持续性右上腹痛等，血压明显升高，蛋白尿增多，水肿明显，甚至抽搐、昏迷。

（1）妊娠期高血压：妊娠期首次出现高血压，收缩压≥140mmHg 和（或）舒张压≥90mmHg，于产后 12 周内恢复正常，尿蛋白阴性，产后方可确诊。少数患者可伴有上腹不适或血小板减少。

（2）子痫前期。

1）轻度子痫前期：孕 20 周后出现收缩压≥140mmHg 和（或）舒张压≥90mmHg，伴蛋白尿定量≥0.3g/24h 或随机尿蛋白定性≥（＋）。

2）重度子痫前期：子痫前期患者出现下述任一不良情况即可诊断为重度子痫前期。

·血压持续升高，收缩压≥160mmHg 和（或）舒张压≥110mmHg。

·蛋白尿定量≥2.0g/24h 或随机蛋白尿定性≥（＋＋）。

·血清肌酐≥1.2mg/dl（除非已知之前就已升高）。

·血小板计数<100×10^9/L。

· 微血管病性溶血：LDH 升高。

· 血清转氨酶浓度升高：谷丙转氨酶（ALT）浓度升高或谷草转氨酶（AST）浓度升高。

· 持续头痛，其他大脑或视觉障碍。

· 持续上腹疼痛。

（3）子痫：子痫前期孕妇发生不能用其他原因解释的抽搐。

（4）妊娠合并慢性高血压：妊娠前收缩压≥140mmHg 和（或）舒张压≥90mmHg，孕 20 周之前不是因为妊娠期滋养细胞疾病而诊断为高血压，高血压在孕 20 周之后确诊并一直持续到产后 12 周。

（5）慢性高血压并发子痫前期：孕 20 周之前没有蛋白尿的高血压孕妇新出现蛋白尿（≥300mg/24h），孕 20 周之前有高血压和蛋白尿的孕妇蛋白尿或血压突然增加，或血小板计数<100×10^9/L。

3. 如何治疗妊娠期高血压疾病？

妊娠期高血压疾病的治疗目的是预防重度子痫前期和子痫的发生，降低母胎围生期发病率和死亡率，改善母婴预后。治疗的基本原则是休息、镇静、解痉，有指证地降压、利尿，密切监测母胎情况，适时终止妊娠。

（1）妊娠期高血压的治疗：休息，镇静，监测母胎情况，酌情降压治疗。

（2）子痫前期的治疗：镇静，解痉，有指证地降压、利尿，密切监测母胎情况，适时终止妊娠。

（3）子痫的治疗：控制抽搐，病情稳定后终止妊娠。

（4）妊娠合并慢性高血压的治疗：以降压治疗为主，注意子痫前期的治疗。

（5）慢性高血压并发子痫前期的治疗：兼顾慢性高血压和子痫前期的治疗。

小贴士

妊娠期高血压疾病属于全身性疾病，各器官系统均可有病理性改变，极易导致多种损害，如脑血管意外、心力衰竭、急性肾衰竭、弥漫性血管内凝血、胎儿宫内发育迟缓等。

（二）妊娠期糖尿病

妊娠前已有糖尿病的患者妊娠，称为糖尿病合并妊娠。妊娠前糖代谢正常或有潜在糖耐量减退，妊娠期才出现的糖尿病，称为妊娠期糖尿病（GDM）。糖尿病孕妇中 80％以上为妊娠期糖尿病患者，糖尿病合并妊娠者不足 20％。妊娠期糖尿病患者的糖代谢多于产后恢复正常，但将来患 2 型糖尿病的概率增加。

1. 妊娠期糖尿病有哪些临床表现？

（1）通常没有明显的"三多一少"症状（多饮、多食、多尿，体重下降）。

（2）外阴瘙痒，反复发生假丝酵母感染。

（3）妊娠期发现胎儿过大、羊水过多。

2. 如何诊断妊娠期糖尿病？

孕 24～28 周的孕妇均应做糖筛查试验。

（1）空腹血糖测定：FDG≥5.1mmol/L 时可以直接诊断妊娠期糖尿病，不必行口服葡萄糖耐量试验（OGTT）；FDG＜4.4mmol/L，发生妊娠期糖尿病的可能性极小，可以暂时不行口服葡萄糖耐量试验；4.4mmol/L≤FDG＜5.1mmol/L 时，应尽早行口服葡萄糖耐量试验。

（2）口服葡萄糖耐量试验：禁食至少 8 小时。检查时，5 分钟内口服含 75g 葡萄糖的液体 300ml，分别测定孕妇服糖前及服糖后 1、2 小时的血糖浓度。三项血糖值应分别低于 5.1mmol/L、10.0mmol/L、8.5mmol/L（92mg/dl、180mg/dl、153mg/dl），任何一项血糖值达到或超过上述标准即可诊断为妊娠期糖尿病。

3. 如何治疗妊娠期糖尿病？

（1）妊娠期血糖控制满意：孕妇无明显饥饿感，空腹血糖浓度控制在 3.3～5.6mmol/L；餐前 30 分钟：空腹血糖浓度控制在 3.3～5.8mmol/L；餐后 2 小时：空腹血糖浓度控制在 4.4～6.7mmol/L；夜间：空腹血糖浓度控制在 4.4～6.7mmol/L。

（2）饮食治疗：饮食治疗很重要。理想的饮食控制目标：既能保证妊娠期间热量和营养需要，又能避免餐后高血糖或饥饿酮症出现，保证胎儿的正常生长发育。

（3）药物治疗：对于饮食治疗不能控制的糖尿病，胰岛素是主要的治疗药物。

（4）妊娠期糖尿病酮症酸中毒的治疗：在监测血气、血糖、电解质并给予相应治疗的同时，主张应用小剂量胰岛素 0.1U/（kg・h)静脉滴注。每 1～2 小时监测血糖一次。血糖浓度>13.9mmol/L 时，应将胰岛素加入 0.9％氯化钠注射液静脉滴注。血糖浓度≤13.9mmol/L 时，将胰岛素加入 5％葡萄糖氯化钠注射液中静脉滴注，酮体转阴后可改为皮下注射。

小贴士

妊娠期糖尿病患者饮食治疗的目的：为母体和胎儿提供足够的热量及营养素，使母体和胎儿能适当地增加体重，血糖控制理想，预防妊娠毒血症及减少早产、流产与难产的发生。

孕早期不需要特别增加热量，但在孕中、晚期必须依照孕前所需的热量，再增加 300kcal/d。

为维持血糖值平稳及避免酮血症发生，建议少量多餐，将每天应摄取的食物分成 5 或 6 餐。特别要避免晚餐与第二天早餐的时间间隔过长，睡前要补充点心。

（三）妊娠合并心脏病

妊娠合并心脏病是产科严重的合并症，是孕产妇死亡的主要病因之一。

妊娠时子宫增大，血容量增多，加重了心脏负担，分娩时子宫及全身骨骼肌收缩使大量血液涌向心脏，产后循环血量增加，使有病变的心脏发生心力衰竭。同时，由于长期慢性缺氧，可致胎儿宫

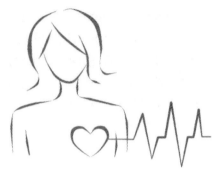

内发育不良和胎儿窘迫。目前在妊娠合并心脏病患者中，先天性心脏病占 35%～50%，位居第一。

1. 妊娠合并心脏病有哪些临床表现？

（1）早期有心力衰竭的表现：患者轻微活动即有心慌、胸闷、气短，脉搏在 110 次/分钟以上，呼吸在 24 次/分钟以上，肺底部可听到少量持续性湿啰音等。

（2）较严重时的表现：咳嗽、咯血及粉红色泡沫样痰、发绀、颈静脉怒张、下肢明显水肿、静卧休息时呼吸脉搏仍快、肺底部有持续性湿啰音及肝脾大、压痛等。

（3）最严重时的表现：端坐呼吸、口周颜面发绀更重、心动过速或心房纤颤等。

2. 如何诊断妊娠合并心脏病？

由于正常妊娠可能表现一些类似心脏病的症状和体征，如心悸、气短、踝部水肿、乏力、心动过速等，心脏检查也可有轻度扩大、心脏杂音，增加了诊断的难度。妊娠合并心脏病的诊断依据如下：

（1）妊娠前有心悸、气短、心力衰竭史，有风湿热病史，X
线检查、心电图检查时曾被诊断有器质性心脏病。

（2）出现妊娠合并心脏病的临床表现。

（3）有发绀、杵状指、持续性颈静脉怒张，心脏听诊有舒张
期2级以上或粗糙的全收缩期3级以上杂音，以及心包摩擦音、
舒张期奔马律和交替脉等。

（4）心电图显示有严重心律失常，如心房颤动、心房扑动、
三度房室传导阻滞、ST段及T波异常改变等。

（5）X线检查显示心脏显著扩大，尤其个别心腔扩大。超声
心动图显示心肌肥厚、心内结构畸形等。

3. 妊娠合并心脏病的并发症有哪些？

妊娠合并心脏病的并发症有心力衰竭、亚急性感染性心内膜
炎、缺氧、发绀、静脉栓塞和肺栓塞等。

4. 如何治疗妊娠合并心脏病？

心脏病孕产妇的主要死亡原因是心力衰竭。对于有心脏病的
育龄妇女，要求做到孕前咨询，以明确心脏病的类型、程度以及
心功能状态，并确定能否妊娠。妊娠者应从孕早期开始定期进行
产前检查。

小贴士

心脏病患者的孕前咨询尤其重要。医生要根据心脏病的种
类，综合判断耐受妊娠的能力。

心脏病变较轻，心功能Ⅰ～Ⅱ级，既往无心力衰竭史亦无其
他并发症者可以妊娠。

心脏病变较重，心功能Ⅲ～Ⅳ级，既往有心力衰竭史，有肺
动脉高压、右向左分流型先天性心脏病、严重心律失常、心脏病
并发细菌性心内膜炎、急性心肌炎及风湿者等，妊娠期极易发生

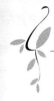

心力衰竭，不宜妊娠。年龄在 35 岁以上、心脏病病程较长者，发生心力衰竭的可能性极大，不宜妊娠。

（四）妊娠期肝内胆汁淤积症

妊娠期肝内胆汁淤积症（ICP）是孕中、晚期特有的并发症，临床上以皮肤瘙痒和胆汁酸升高为特征，主要危害胎儿，使胎儿发病率和死亡率增高。该病对妊娠最大的危害是发生难以预测的胎儿突然死亡，该风险与病情程度相关。本病具有复发性，分娩后可迅速消失，但再次妊娠或口服雌激素避孕药时常会复发。

1. 妊娠期肝内胆汁淤积症有哪些临床表现？

（1）绝大多数患者的首发症状为孕晚期发生无皮肤损伤的瘙痒，约 80％的患者在孕 30 周后出现，有的可能更早。瘙痒程度不一，常呈持续性，白天轻，夜间加剧。瘙痒一般从手掌和脚掌开始，然后逐渐向肢体近端延伸，甚至可发展至面部，但极少累及黏膜。这种瘙痒症状平均持续约 3 周，亦有达数月者，于分娩后数小时或数日内迅速缓解、消失。

（2）严重瘙痒时可引起失眠、疲劳、恶心、呕吐、食欲减退等。

（3）四肢皮肤可见抓痕。10％～15％的患者在瘙痒发生数日至数周内出现轻度黄疸，部分病例黄疸与瘙痒同时发生，于分娩后数日内消退，同时伴尿色加深等高胆红素血症表现。

2. 如何诊断妊娠期肝内胆汁淤积症？

根据临床症状，结合实验室检查诊断。实验室检查如下：

（1）血清胆酸（胆汁酸）测定：既是诊断妊娠期肝内胆汁淤积症最有价值的方法，也是诊断妊娠期肝内胆汁淤积症最主要的特异性证据。血清胆酸浓度越高，胎儿窘迫的发生率越高。

（2）肝功能测定：大多数妊娠期肝内胆汁淤积症患者的谷草

转氨酶（AST）浓度、谷丙转氨酶（ALT）浓度轻至中度升高，为正常水平的2~10倍，谷丙转氨酶较谷草转氨酶更敏感。部分患者血清胆红素浓度轻至中度升高。

（3）病理检查：产后胎盘病理检查可见胎盘及羊膜呈不同程度的黄色，有灰色斑块。

3. 如何治疗妊娠期肝内胆汁淤积症？

治疗目的是缓解瘙痒症状，恢复肝功能，降低血清胆酸浓度。重点是监测胎儿宫内状况，及时发现胎儿缺氧并采取相应措施。

（1）一般处理原则：适当卧床休息，取左侧卧位，以增加胎盘血流量。给予间断吸氧、高渗葡萄糖、维生素等，既保肝，又可提高胎儿对缺氧的耐受性。定期复检肝功能、血清胆酸、血清胆红素。

（2）药物治疗：常用的药物有腺苷蛋氨酸、熊去氧胆酸、地塞米松、苯巴比妥。

（3）产科处理：从孕34周开始每周行无刺激胎心监护（NST），必要时行胎儿生物物理评分，以便及早发现隐性胎儿缺氧。终止妊娠的时机应根据患者的情况、有无其他妊娠合并症、药物的治疗反应、有无胎儿窘迫等综合评估，不建议过早终止妊娠。轻度妊娠期肝内胆汁淤积症孕38~39周、重度妊娠期肝内胆汁淤积症孕34~37周后可考虑终止妊娠。

终止妊娠的方式：妊娠期肝内胆汁淤积症本身并非剖宫产的指证，但是下列一些情况可放宽剖宫产指证：①重度妊娠期肝内胆汁淤积症；②既往有妊娠期肝内胆汁淤积症病史并存在与之相关的死胎、死产、新生儿窒息或死亡史；③胎盘功能严重下降或怀疑胎儿窘迫；④合并双胎或多胎；⑤重度先兆子痫等。

（五）妊娠合并肾病综合征

妊娠合并肾病综合征是妊娠期高血压疾病常见的并发症。患者可出现大量的蛋白尿，全身水肿。

1. 妊娠合并肾病综合征有哪些临床表现？

（1）水肿多见于踝部，之后延及全身，清晨起床时面部水肿明显。患者水肿时常伴乏力、头晕、食欲不振、恶心、呕吐等。

（2）心血管系统疾病患者血压偏低，脉压小，易昏厥。当不适当使用降压药、利尿药时可出现明显低血压，甚至循环衰竭、休克等。

2. 如何诊断妊娠合并肾病综合征？

详细询问病史以确定病因，根据以下表现可诊断妊娠合并肾病综合征。

（1）尿蛋白大于 3.5g/L。

（2）血浆白蛋白低于 30g/L。

（3）水肿。

（4）高脂血症。

其中（1）、（2）两项为诊断必需的（参考《肾病综合征分级诊疗流程》）。

3. 如何治疗妊娠合并肾病综合征？

（1）妊娠前：严重肾病综合征伴有肾功能不全者不宜妊娠，宜采用避孕措施。

（2）妊娠期：注意孕 32 周后应定期进行胎儿胎盘功能检查、胎儿生物物理评分，多普勒脐动脉、肾动脉、大脑中动脉检查，积极防治妊娠期高血压疾病。如经过治疗，妊娠达到 36 周时仍未缓解，应考虑终止妊娠。

1）一般治疗：

·以高蛋白、低钠饮食为主。每天摄入蛋白质总量按 1～2g/kg，再加上尿中蛋白丧失量来计算。宜摄入蛋、奶等高质量蛋白质食物。有氮质血症时，必须适当限制蛋白质摄入量。

- 纠正低蛋白血症，间断静脉滴注血浆或人血白蛋白。
- 适当应用利尿剂可以控制水肿，改善患者一般情况。

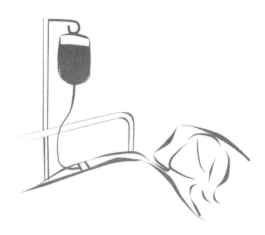

2）定期检查尿蛋白、血浆蛋白、胆固醇以及肾功能。如病情恶化，必须考虑终止妊娠。

（六）胎膜早破

胎膜早破是指在临产前胎膜自然破裂。不足孕 37 周的胎膜早破又称为早产（未足月）胎膜早破。胎膜早破是围生期最常见的并发症，可导致早产率、围生儿病死率、宫内感染率及产褥感染率升高。

胎膜早破的原因有创伤、宫颈内口松弛、感染、羊膜腔压力增高、胎儿先露部与骨盆入口衔接不好、胎膜发育不良等。

1. 胎膜早破有哪些临床表现？

（1）突然阴道排液，排液量可多可少。阴道通常会持续性排液，持续时间不等，开始量多，然后逐渐减少，少数为间歇性排液。阴道排液通常与孕妇体位变动、活动有关。

（2）阴道口有液体流出，上推胎头按压宫底或孕妇变动体位时可有液体由阴道口流出，所流出的液体通常稀薄如水，可能混

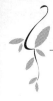

有胎粪或胎脂。急症住院患者可能带卫生巾或卫生纸来医院，应该仔细检查其卫生巾或卫生纸。

2. 如何诊断胎膜早破？

根据临床表现及必要的辅助检查即可做出诊断，同时必须判断是否有羊膜腔感染。

（1）阴道分泌物 pH 值测定：可用试纸法测定，如 pH 值≥7，多已破膜，因为阴道 pH 值为 4.5～5.5，而羊水 pH 值为 7～7.5。

（2）阴道液体涂片：收集阴道深部液体，涂抹在玻片上，然后在显微镜下观察，若胎膜早破，混有羊水，可见典型羊齿状结晶。用 0.1%～0.5%硫酸尼罗兰染色，查见橘黄色胎儿上皮细胞，可诊断胎膜早破。

（3）阴道流出液的其他检测：检测胰岛素样生长因子结合蛋白-1（IFGBP-1）和胎盘 α_1 微球蛋白（PAMG-1），阳性者可诊断为胎膜早破。

3. 如何治疗胎膜早破？

足月前胎膜早破可根据情况行期待治疗或终止妊娠。足月胎膜早破应根据情况选择引产或剖宫产。不论何种情况，破膜超过 12 小时要预防性应用抗生素。

小贴士

感染与胎膜早破互为因果关系。

胎膜早破引起的感染指胎膜破裂后寄生于宫颈管和阴道的致病菌上行，通过胎膜破裂部位引起的胎儿、妊娠组织（脐带、胎膜和胎盘）、子宫乃至盆腔、腹腔和全身感染。

胎儿感染常见肺感染、败血症和小肠结肠炎，孕妇感染主要指分娩前的羊膜腔感染和产褥感染。

胎膜早破引起的感染可能是新发感染，也可能是原有感染加重或合并新的感染。

（七）胎盘早剥

孕 20 周后或分娩期，正常位置的胎盘在胎儿娩出前部分或全部从子宫壁剥离，称为胎盘早剥。胎盘早剥是孕晚期的严重并发症之一，其起病急、进展快，若处理不及时，可危及孕妇和胎儿的生命。

1. 胎盘早剥有哪些临床表现？

（1）轻型胎盘早剥的临床表现：以外出血为主，胎盘剥离面通常不超过胎盘的 1/3，多见于分娩期。阴道有出血，出血量一般较多，呈暗红色，可伴有轻度腹痛或腹痛不明显，贫血体征不显著。

（2）重型胎盘早剥的临床表现：以内出血为主，胎盘剥离面超过胎盘的 1/3，同时有较多的胎盘后积血，多见于重度妊娠期高血压疾病。患者有突然发生的持续性腹痛和（或）腰酸、腰痛，其程度因胎盘剥离面大小及胎盘后积血多少而异，胎盘后积血越多，疼痛越剧烈。

2. 如何诊断胎盘早剥？

胎盘早剥主要根据病史、临床症状及体征诊断。轻型胎盘早剥由于症状与体征不够典型，诊断往往有一定的困难，应借助 B 超检查来确定。重型胎盘早剥的症状与体征比较典型，诊断不困难。

3. 如何治疗胎盘早剥？

（1）情况危重、处于休克状态者，应积极补充血容量，纠正休克，尽快改善状况。输血必须及时，尽量输新鲜血，这样既能补充血容量，又可补充凝血因子。

（2）胎盘早剥危及孕妇和胎儿的生命安全。孕妇和胎儿的预后与处理是否及时有密切关系。胎儿未娩出前，胎盘可能继续剥离，难以控制出血，持续时间越长，病情越严重，并发凝血功能障碍的可能性越大。因此，一旦确诊，必须及时终止妊娠。终止妊娠的方法应根据胎次、早剥的严重程度、胎儿宫内状况及宫口开大等情况而定。

小贴士

导致孕晚期出血者，除胎盘早剥外，还有前置胎盘、先兆子宫破裂及宫颈病变等，应加以鉴别。

前置胎盘的轻型胎盘早剥，可为无痛性阴道出血，体征不明显，行Ｂ超检查确定胎盘下缘，即可确诊。子宫后壁的轻型胎盘早剥，腹部体征不明显，不易与前置胎盘区别，Ｂ超检查可鉴别。重型胎盘早剥的临床表现极为典型，不难与前置胎盘相鉴别。

先兆子宫破裂常发生于分娩过程中，患者出现强烈宫缩、下腹疼痛拒按、烦躁不安、少量阴道出血、胎儿窘迫等。先兆子宫破裂多有头盆不称、分娩梗阻或剖宫产史，检查可发现子宫病理性缩复环，有肉眼可见血尿等。

（八）前置胎盘

孕28周后，胎盘附着于子宫下段，甚至胎盘下缘达到或覆盖宫颈内口，其位置低于胎儿先露部，称为前置胎盘。前置胎盘是孕晚期出血的主要原因之一，是妊娠期的严重并发症，多见于经产妇，尤其是多产妇。

前置胎盘分为三种类型（图9-1）。①完全性前置胎盘（中央性前置胎盘）：宫颈内口全部被胎盘组织覆盖。②部分性前置胎盘：宫颈内口部分被胎盘组织覆盖。③边缘性前置胎盘：胎盘附着于子宫下段，达宫颈内口边缘，不超越宫颈内口。

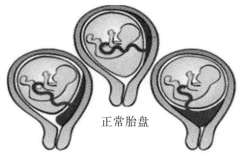

正常胎盘

边缘性前置胎盘　　　　　　完全性前置胎盘

图 9-1　前置胎盘的类型

1. 前置胎盘有哪些临床表现？

（1）孕晚期发生无诱因无痛性阴道出血是前置胎盘典型的临床表现。随着子宫增大，附着于子宫下段及宫颈部位的胎盘不能相应伸展而引起错位分离导致出血。

完全性前置胎盘患者往往初次出血的时间早，在孕28周左右，反复出血的次数频繁，量较多，有时一次大量出血即可使患者陷入休克状态。

边缘性前置胎盘患者初次出血发生较晚，多在孕37~40周或临产后，出血量也较少。

部分性前置胎盘患者初次出血时间和出血量介于两者之间。

（2）患者大量出血时可有贫血貌、脉搏微弱增快、血压下降等出血性休克表现。腹部检查：子宫大小与停经月份相符，由于胎盘覆盖宫颈内口影响胎儿先露部入盆，胎儿先露部多高浮。可在耻骨联合上方听到胎盘血管杂音。

2. 如何诊断前置胎盘？

（1）通过询问病史、孕中期超声检查发现胎盘覆盖宫颈内口、妊娠晚期无痛性阴道出血的临床表现基本可以初步诊断。注意：诊断前置胎盘禁止行阴道检查或肛查，尤其不应行宫颈管内指诊，以免使附着于该处的胎盘剥离，引起大出血。

（2）超声检查可以清楚显示子宫壁、胎儿先露部、胎盘与宫颈，以明确诊断。

（3）产后检查胎盘及胎膜以便核实诊断。前置部位的胎盘有黑紫色陈旧血块附着。若胎膜破口距胎盘边缘的距离<7cm，则为部分性前置胎盘。

3. 如何治疗前置胎盘？

绝对卧床休息，纠正贫血并使用抗生素预防感染。如果孕周小于34周，应抑制宫缩并给予促胎肺成熟治疗。反复大量出血者需酌情考虑终止妊娠。

小贴士

前置胎盘的高危人群如下：

多次妊娠、人工流产、刮宫操作及剖宫产手术等均可以导致子宫内膜受损。当受精卵植入子宫蜕膜时，因血液供给不足，为了摄取足够营养，胎盘面积扩大，甚至伸展到子宫下段。

当受精卵抵达宫腔时，由于滋养层发育迟缓，尚未发育到能着床的阶段而继续下移植入子宫下段，并在该处生长发育形成前置胎盘。

多胎妊娠胎盘面积大，延伸至子宫下段甚至达到宫颈内口。

（九）胎儿窘迫

胎儿在宫内有缺氧征象，危及胎儿健康和生命，称为胎儿窘迫。胎儿窘迫多见于产前期，主要有胎盘功能不全的表现。妊娠期高血压疾病、慢性高血压、慢性肾炎、糖尿病、心脏病、哮喘、重度贫血、过期妊娠等，以及血管病变使子宫血液减少，胎盘退行性变，血氧浓度过低，使胎儿得不到足够的供氧，引起胎儿生长迟缓，胎动减少。严重的胎儿窘迫可导致胎儿死亡。

1. 胎儿窘迫有哪些临床表现？

（1）慢性胎儿窘迫多发生在孕晚期，往往延续至临产期并加重。其原因是孕妇全身性疾病或妊娠期疾病引起胎盘功能不全。随着胎儿慢性缺氧时间延长，可出现胎儿宫内发育迟缓。

（2）急性胎儿窘迫主要发生于分娩期，多因脐带因素（如脱垂、绕颈、打结等）、胎盘早剥、宫缩过强且持续时间过长及产妇低血压、休克等引起。临床表现为胎心率改变、羊水胎粪污染、胎动过频、胎动消失及酸中毒。

2. 如何诊断胎儿窘迫？

（1）慢性胎儿窘迫的诊断。

1）胎盘功能检查：测定 24 小时尿雌三醇（E3）水平，并动态连续观察，若急剧减少 30%～40%，或于孕晚期连续多次测定 24 小时尿雌三醇在 10mg 以下，表示胎儿胎盘功能减退。

2）胎心监测：连续记录孕妇胎心率 20～40 分钟，正常胎心率基线为 120～160 次/分钟。若胎动时胎心率加速不明显，基线变异率<3 次/分钟，提示存在胎儿窘迫。

3）胎动计数：妊娠近足月时，胎动>20 次/24 小时。

4）羊膜镜检查：羊水混浊呈黄染至深褐色，有助于胎儿窘迫的诊断。

（2）急性胎儿窘迫的诊断。

1）胎心率变化：胎心率是了解胎儿是否正常的一个重要标志。胎心率>160 次/分钟，尤其是>180 次/分钟，为胎儿缺氧的初期表现（孕妇心率不快的情况下）；胎心率<120 次/分钟，尤其是<100 次/分钟，为胎儿危险征；出现胎心率晚期减速、变异减速和（或）基线缺乏变异，均提示胎儿窘迫。

2）羊水胎粪污染。

3）胎动：急性胎儿窘迫初期，先表现为胎动过频，继而胎

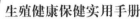

动转弱及次数减少，进而消失。

4）酸中毒：破膜后，取胎儿头皮血进行血气分析。诊断胎儿窘迫的指标有血 pH 值＜7.20，PO_2＜1.3kPa（10mmHg），PCO_2＞8.0kPa（60mmHg）。

3. 如何治疗胎儿窘迫？

应针对病因，视孕周、胎儿成熟度和窘迫的严重程度决定是延长孕周数还是及时分娩。

小贴士

胎儿窘迫可直接危及胎儿健康和生命。因此，产前定期检查非常重要，可及时发现母亲和胎儿的异常情况，如妊娠期高血压疾病、慢性肾炎、过期妊娠、胎盘老化、贫血、胎儿发育迟缓、前置胎盘、妊娠合并心脏病等，从而判断对胎儿的危害程度，制订相应的治疗方案。

十、避孕和终止妊娠

（一）避孕

1. 什么是自然避孕法？

自然避孕法指的是通过观察月经周期过程中各种自然生理特征和反应，准确地识别女性月经周期的各个分期，达到安全避孕的目的。

（1）安全期避孕：正常育龄妇女每个月来1次月经，从本次月经来潮开始到下次月经来潮前1天称为1个月经周期。从避孕方面考虑，可以将妇女的每个月经周期分为月经期、排卵期和安全期。安全期避孕就是在排卵期内停止性生活的一种避孕方法。安全期避孕不是百分之百安全有效，只有65%～95%的避孕效果，故不推荐使用此方法避孕。

1）使用方法：妇女的月经周期有长有短，但排卵日与下次月经开始之间的间隔时间比较固定，一般为14天左右。推算方法是从下次月经来潮的第1天算起，倒数14天或减去14天就是排卵日。排卵日及其前5天和后4天加在一起称为排卵期，这段时间内避免性交。

2）适宜人群：月经规律、夫妻经常生活在一起、能够熟练掌握和严格遵守安全期性交规则的女性。

3）不适宜人群：月经不规律或阴道不规则出血者，分娩后、流产后或哺乳期月经尚不规律者，初潮不久或近绝经期者。

（2）基础体温测量：基础体温是指人体在较长时间的睡眠后醒来，尚未进行任何活动之前测量的体温。正常育龄妇女的基础体温与月经周期一样，呈周期性变化。这种体温变化与排卵有关。正常情况下，妇女在排卵前基础体温较低，排卵后基础体温升高。基础体温测量仅能提示排卵已经发生，而不能预告排卵在何时发生，因此它只能确定排卵后安全期，不能确定排卵前安全期。

1）使用方法：妇女每天清晨睡醒后，起床前不活动、不说话，口表测体温 5 分钟并记录。如果体温较基础体温升高 0.2～0.5℃，提示有排卵。从体温升高的第一天开始，以后的 3 天内应避免性交。

2）适宜人群：月经规律，能够熟练掌握体温测量方法并坚持测体温的妇女。

3）不适宜人群：月经不规律或阴道不规则出血者、患有影响体温的疾病或不能坚持测量基础体温者、初潮不久或近绝经期者。

（3）宫颈黏液观察法：排卵前后由于卵巢分泌激素变化，影响宫颈黏液的分泌量、拉丝度和结晶形态，可据此间接判断是否排卵并适时避免性交以达到避孕的目的。

1）使用方法：妇女通过自我感觉来分辨外阴是"干"还是"湿"。如果是"湿"，则进一步区分是"黏"还是"滑"。如果感觉为"干"，可隔天晚上性交；如果感觉到"湿"或者擦拭外阴发现宫颈黏液，则应避免性交，直到重新干燥 3 天后。

2）适宜人群：月经规律、夫妻经常生活在一起、能够熟练掌握宫颈黏液观察法的妇女。

3）不适宜人群：月经不规律或阴道不规则出血者，患有可能影响宫颈黏液性状的阴道疾病、宫颈疾病者，初潮不久或近绝经期者。

2. 避孕工具和阴道内杀精子药有哪些?

（1）男用避孕套：男用避孕套指由乳胶制成的袋状工具，性交时套在阴茎上，通过阻断精液进入阴道而起到避孕作用。

1）使用方法：如图 10-1 所示。

如何使用避孕套

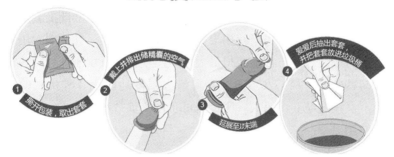

图 10-1　男用避孕套的使用方法

· 使用前选择大小合适的型号。

· 每次性交开始前，勃起后戴上一个新的避孕套，不能等快射精时才使用。

· 套入前先将避孕套前端的小囊挤扁，以排出空气，防止避孕套在使用过程中破裂。

· 将勃起的阴茎套入避孕套内，将卷折部分向阴茎根部推卷，直到阴茎根部为止。

· 射精后在阴茎软缩前，握紧套口将避孕套和阴茎一起从阴道内抽出。

· 射精后要检查避孕套有无破损，如有破损要采取其他紧急避孕措施补救。

2）适宜人群：各年龄段有避孕需要者。

3）不适宜人群：对乳胶过敏者不要选择乳胶材料制成的避

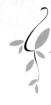

孕套，对杀精剂过敏者不要用含有杀精剂的避孕套，少数阴茎不能保持在勃起状态者不适宜使用避孕套。

（2）女用避孕套：女用避孕套由透明的聚氨酯超薄材料制成，柔软且坚韧，两端各有一塑料环，封闭端的环用于帮助插入，把避孕套固定在宫颈。开口端的环较大，在外阴之外展开。女用避孕套在使用过程中应始终置于阴道口外部，以阻隔男性阴茎根部与女性外阴在性交时直接接触，较男用避孕套能更有效地防止病菌的传播。由于使用聚氨酯超薄材料制造，在使用女用避孕套时，性伴双方都能获得最大的敏感度。并且由于其独特的设计与特殊的材料，女用避孕套可最大限度地防止各种疾病的传染。女用避孕套由手放入阴道，可于性交前数小时放入，也可即时使用。

1）使用方法：如图 10−2 所示。

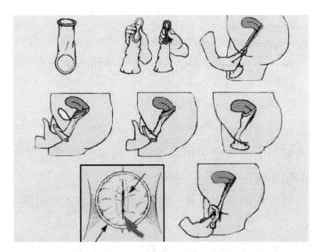

图 10−2　女用避孕套的使用方法

· 采用"足踏凳"体位、两腿分开的蹲位或卧位。
· 在避孕套外侧握住内环，轻轻挤压使外环自然垂下。

• 另一手分开阴唇，将避孕套内环沿阴道后壁上推。

• 食指进入套内，将内环推到耻骨上方，相当于进入阴道6～9cm。

• 外环覆盖在外阴，即可性交。

• 射精后，应握紧外环并旋转 2 周后将避孕套拉出丢弃。

2）适宜人群：各年龄段有避孕需要者。

3）不适宜人群：阴道过紧、阴道畸形、患阴道肿瘤者，有阴道损伤、溃疡未完全愈合者，子宫脱垂或阴道前后壁膨出者，生殖道炎症未控制者，反复泌尿系统感染者，对聚氨酯或乳胶过敏者。

（3）阴道隔膜：阴道隔膜是一种女用避孕工具，俗称子宫帽。它用优质乳胶薄膜制成，像圆顶帽子，边缘有一个合金的弹簧圈，富有弹性，便于放取。阴道隔膜按弹簧圈外圆直径大小分为 50、55、60、65、70、75、80 七个型号，我国妇女一般用65、70 和 75 三种型号。性交前将阴道隔膜放在阴道内盖住宫颈，使精子不能进入宫腔，从而起到避孕的作用。

1）使用方法：

• 先将避孕药膏涂在阴道隔膜上。

• 采用"足踏凳"体位、两腿分开的蹲位或卧位。

• 一手分开阴唇，另一手将弹簧圈捏成扁圆形后沿阴道后壁放入，直达穹窿顶端，再向前方移动，使阴道隔膜前端到达耻骨联合上缘。

• 手指检查宫颈是否被隔膜完全挡住，如果完全挡住则可以开始性交。

• 性交后 8～12 小时，手指进入阴道，在耻骨弓下方勾住隔膜前缘，向下方提拉取出。

2）适宜人群：各年龄段有避孕需要者。

3）不适宜人群：阴道过紧、阴道畸形、患阴道肿瘤者，有

生殖健康保健实用手册

阴道损伤、溃疡未完全愈合者，子宫脱垂或阴道前后壁膨出者，生殖道炎症未控制者，反复泌尿系统感染或严重习惯性便秘者，对聚氨酯或乳胶过敏者。

（4）阴道内杀精子药：阴道内杀精子药是由具有精子灭活成分的物质（多为表面活性剂）组成的化学避孕制剂，性交前放入阴道，通过杀灭精子达到避孕目的。常见的阴道内杀精子药有避孕药膜、避孕栓剂、避孕药片和避孕胶冻。

1）使用方法：

• 避孕药膜为半透明纸样薄膜，每张含壬苯醇醚 50mg。可将一张避孕药膜对折成 1/4 大小或揉成松团，用干燥的手指放入阴道顶端，10 分钟后性交。如超过 30 分钟，则应放入另一张避孕药膜。

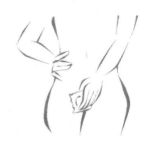

• 避孕栓剂每枚含主药 100mg。性交前将避孕栓剂放入阴道深处，10 分钟后性交。如放药超过 1 小时才性交，应再放入 1 枚避孕栓剂。

• 避孕药片有壬苯醇醚阴道片，其含壬苯醇醚 100mg，每次 1 片，于性交前 5～10 分钟放入阴道深处。阴道分泌物较少的妇女应待药片溶解后，方可性交。如性交时间超过半小时，则于射精前再放 1 片药片。

• 避孕胶冻有壬苯醇醚胶冻，其含壬苯醇醚，每支重 5g。性交前取 1 支，拧下塑料盖，再取 1 个注入器，旋于药管螺丝口上，将注入器缓缓插入阴道深处，挤压药管管身，挤出全部胶冻后，抽出注入器即可性交。

2）适宜人群：育龄妇女均可使用，但是近绝经期妇女仅可使用胶冻，不能用避孕药膜、避孕药片。

3）不适宜人群：对杀精剂过敏者、可疑生殖道恶性肿瘤患者、有不明原因阴道出血者、生殖道炎症急性期患者。

3. 缓释避孕药物有哪些?

(1) 皮下埋植避孕:皮下埋植避孕是将一定剂量的孕激素放在硅胶囊管中,然后将此管埋藏于皮下,使其缓慢地释放少量的孕激素,从而起到避孕作用。皮下埋植避孕的作用:改变宫颈黏液的黏稠度,阻止精子进入宫腔;抑制子宫内膜生长,不利于受精卵着床;抑制卵巢排卵等。

1) 使用方法:皮下埋植避孕一般在月经来潮的 7 天以内或与人工流产手术同时进行。手术操作简单,在避孕者上臂内侧做一小切口,用一种特殊的套管针将 6 枚硅胶囊管从切口内推入皮下(呈扇形排列),切口无须缝合。整个手术操作可在几分钟内完成。目前最新的埋植剂只需单根埋植。避孕者手术后 24 小时方可性交。埋入一组硅胶囊管可避孕 5 年,到时间后将其取出。

2) 适宜人群:40 岁以下需要长期避孕的妇女,只要身体健康,均可采用此种方法避孕。该方法尤其适用于使用宫内节育器容易失败、不能按时服用避孕药以及对做绝育手术有顾虑的妇女。

3) 不适宜人群:患有严重贫血、高血压病、频发性头痛、甲状腺功能亢进、乳腺癌、糖尿病、子宫肌瘤、卵巢肿瘤、严重皮肤病、肝炎、肾炎等疾病者,以及有宫外妊娠病史者,哺乳期妇女,体重大于 70 公斤或正在服用抗癫痫药、抗结核药物的妇女,均不适合采用这种避孕方法。

(2) 避孕贴:避孕贴将甾体激素负载在特殊载体上,制成贴片,通过皮肤吸收达到避孕目的。避孕贴共分三层,表层是一块塑胶薄膜保护层,中间一层具有黏性和药物,最底一层是底纸。

1) 使用方法:月经来潮 24 小时内贴上,每周 1 片,连用 3 周后停 1 周。一般贴在人体的四个位置:臀部、腹部、手臂外侧和肩膀外侧,禁止贴在胸部。人工流产后可立即使用,产后如不哺乳,4 周后可用。

2）适宜人群：育龄妇女均可使用。

3）不适宜人群：皮肤对粘贴过敏者；严重心脑血管疾病患者；急、慢性肝炎、肾炎患者；血液病或血栓性疾病患者；糖尿病需要用胰岛素者；甲状腺功能亢进患者；恶性肿瘤患者；有子宫、乳腺肿块者，特别是怀疑与激素有关者；不明原因阴道出血者；哺乳期妇女；年龄大于45岁者。

（3）阴道药环：阴道药环以环形管为载体，在阴道内缓慢释放甾体激素以达到避孕的目的。甲硅环（甲地孕酮硅橡胶环）为药芯型硅橡胶圆环，环外径为40mm，环截面直径为4mm。每环内含甲地孕酮250mg，每天释放150μg，每个环可持续使用1年。左炔诺孕酮避孕环为药芯型硅橡胶圆环，环外径为45mm，环截面直径为4.5mm。每环含左炔诺孕酮100mg，每天释放20μg，每个环可持续使用1年。

1）使用方法：于月经周期的第5天放置于阴道穹窿处或套在宫颈上。首次放置应听从医务人员的指导，放入阴道后不要随便取出，月经期亦不必取出。如环脱出阴道口，可用手指推入阴道深部。如环自行脱落出阴道，可用酒精棉球消毒后，放入阴道深部。

2）适宜人群：育龄妇女均可使用。

3）不适宜人群：产后6周内哺乳者；有不明原因阴道出血者；阴道壁过度松弛、膨出或子宫脱垂者；经常便秘，有腹内压增高者；有反复发作生殖道感染或泌尿道感染者。

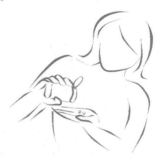

4. 甾体避孕药有哪些？

（1）复方短效口服避孕药：复方短效口服避孕药为含有两种低剂量激素（孕激素和雌激素）的

药片，主要通过阻止排卵发挥避孕作用。

1）常见的复方短效口服避孕药如下：

·复方炔诺酮片（口服避孕片Ⅰ号），每片含炔诺酮 0.625mg 和炔雌醇 0.035mg。

·复方醋酸甲地孕酮片（口服避孕片Ⅱ号），每片含醋酸甲地孕酮 1mg 和炔雌醇 0.035mg。

·复方左炔诺孕酮片，每片含左炔诺孕酮 0.3mg 和炔雌醇 0.03mg。

·口服避孕药 0 号，每片含炔诺酮 0.312mg、甲地孕酮 0.5mg 和炔雌醇 0.035mg。

2）服用方法如下：

·从月经来潮第 5 天开始，每晚服 1 片，连服 22 天，如漏服，应在 12 小时内补服 1 片。服完后从下次月经来潮的第 5 天起继续服药。服药当月可避孕，可连服 2~4 年。

·哺乳期妇女在分娩后 6~8 个月开始服药。如不哺乳，按月服药。

·人工流产后，从月经来潮的第 5 天开始服药。

·服药满 22 片，停药已 7 天而不来月经者（称为闭经），应开始服下一个周期的药。若连续闭经 3 个月以上，宜停药，并改用其他避孕措施。

3）适宜人群：健康育龄妇女均可使用。

4）不适宜人群：肝功能损害、肾炎、心脏病、严重肾性高血压、糖尿病、甲状腺功能亢进、血栓性疾病、生殖器官肿瘤、乳房包块及其他癌症患者。

5）不良反应：

·类早孕反应，如轻度恶心、食欲减退、呕吐等，一般 2~7 天消失，较重者可服维生素 B_6、维生素 C 和镇静剂（如奋乃静、利眠宁等）。

•不规则阴道出血（突破性出血）者，可加服炔雌醇0.005～0.0125mg，每晚1片，或避孕片半片至1片。如出血发生时间已近月经期，出血量中等，则可停药，算作1次月经，自出血第5天开始服下一周期的药。如因漏服药片引起出血，处理同上。

•月经量减少一般不需处理，但若月经量极少，可适当增加雌激素（每天加炔雌醇0.005mg，连续口服22天）或调换药物。

•闭经服药期间，连续闭经3个周期者，大多数于停药后可自然恢复月经。亦可肌内注射黄体酮（黄体酮20mg，苯甲酸雌二醇2mg），或口服黄体酮10mg，1片/天，连用3天，停药后7～10天可引起撤退性出血，待月经恢复1～2个月后再继续服药。

（2）单纯孕激素口服避孕药：单纯孕激素口服避孕药是指仅含有孕激素，不含有雌激素的避孕药，主要通过使宫颈黏液变稠（阻止卵精相遇）以及干扰月经周期（阻止卵巢释放卵子）发挥避孕作用。2017年10月27日，世界卫生组织国际癌症研究机构公布了《世界卫生组织国际癌症研究机构致癌物清单》，单纯孕激素口服避孕药在2B类致癌物清单中。故应尽量避免使用此类避孕药。

1）使用方法：从月经来潮当天算起的第5天开始服药，每天晚上服1片，连续服22天，可避孕1个月。

2）适宜人群：所有妇女均可使用。

3）不良反应：容易发生月经失调，如不规则出血、点滴出血或闭经。

（3）长效避孕针：女用长效避孕针是以孕激素为主，配以少量雌激素的针剂。制成脂溶性提取物混悬液或水混悬液，肌内注射后药物贮存于局部，然后缓慢释放，以发挥长效避孕的作用。其避孕原理为抑制排卵或改变子宫内膜及宫颈黏液性状，使其不利于受精卵着床而达到避孕的目的。

1）使用方法：只要能确定妇女没有怀孕，可在任何时候开始使用。每3个月肌内注射一次。

2）适宜人群：所有妇女均可使用。

3）不良反应：食欲改变、情绪改变、头痛、眩晕、性欲降低、闭经、糖尿病、子宫肌瘤等。

（4）紧急避孕药：紧急避孕是指在无保护性交或避孕失败后的一段时间内，为了防止妊娠而采用的避孕方法。药物避孕是最常用的方法。

常规短效口服避孕药兼具安全、有效、舒适的特点，适用于所有具有避孕需求的健康育龄女性，是可靠性较高的常规避孕方式之一。而紧急避孕药则是一种补救性质的避孕药物，适用于女性遭受意外伤害、进行了无保护性交或其他避孕方式失败（如避孕套意外破裂）等情况。有需要者可在事后72小时内服用以避免意外怀孕，但不适合作为日常避孕手段。

单方孕激素类紧急避孕药的成分多为左炔诺孕酮，为非处方药。左炔诺孕酮主要有两种规格：一种是0.75mg，单次口服2片，或首次服1片，间隔12小时服第2片，这类以"毓婷"为代表；另外一种是1.5mg，单次口服1片，这类以"丹媚"为代表。服用前后无需禁食。

抗孕激素类紧急避孕药的有效成分为米非司酮，常见的有司米安片、碧韵胶囊、华典片等，均为处方药。空腹或进食2小时后口服25mg，服用后禁食1~2小时。

1）使用方法：性交后72小时内应用，越早服用效果越好，超过72小时往往失败率较高。

2）适宜人群：无保护性交发生后均可使用。

3）不良反应：恶心、呕吐、不规则子宫出血、月经改变等。

5. 什么是宫内节育器？

宫内节育器是一种放置在宫腔内的避孕装置，由于初期使用

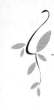

的装置多是环状的，通常叫节育环。宫内节育器的种类很多，国内常用的有金属单环、麻花环、混合环、节育环、T形环等，以金属单环最多。宫内节育器对全身干扰较少，作用于局部，取出后不影响生育，具有安全、有效、可逆、简便、经济等优点，是常用的节育用具之一。采用宫内节育器避孕者在我国占40％以上，有效率约为90％。

宫内节育器的避孕原理：当有受精卵欲在子宫内着床时，不断动作的宫内节育器刮擦子宫壁，造成子宫的无菌性炎症，使受精卵无法在子宫内正常着床，从而造成流产。宫内节育器的本质是一种长期而温和的刮宫流产术。除上述作用外，含铜宫内节育器能释放铜离子，对精子有杀伤作用，含孕激素的宫内节育器可长期少量向宫腔内释放孕激素，使子宫内膜萎缩，不利于受精卵着床。

（1）使用方法：放置宫内节育器最好在月经干净3~7天后。如在人工流产术后放置宫内节育器，要掌握好宫腔深度，以小于10cm为宜。哺乳期放置宫内节育器要在产后3个月以上，剖宫产术后以6个月为宜。如为自然流产者，以恢复一次正常月经以上为宜。如无不良反应及并发症，金属宫内节育器可放置8~10年，塑料宫内节育器可放置3~5年，带药宫内节育器可放置1年，取出后立即更换新的宫内节育器。妇女放置宫内节育器后休息两天，一周内避免重体力劳动，两周内禁盆浴和性交。

（2）适宜人群：身体健康的育龄妇女。

（3）不适宜人群：急性盆腔炎、急性阴道炎、月经过多或有不规则出血、子宫肌瘤、宫颈口过窄者，以及患有严重全身性疾病如心力衰竭、重度贫血、出血性疾病及各种疾病的急性阶段等。

（4）不良反应：出血、腰酸、腹坠、感染、节育器嵌顿、节育器脱落、带环妊娠。

6. 什么是输卵管节育术?

输卵管节育术是一种很小的手术,结扎后身体健康不受任何影响。具体方法:在下腹切一小口,取出输卵管,在输卵管的峡部切断、捆扎或上银夹。最好的结扎方法是抽心包埋法,它对组织创伤少,成功率高。

(1)手术时间选择:

1)月经干净后 3~7 天。

2)孕中期引产清宫术后、人工流产术后、取环术后,可立即施行结扎手术(也可在一两天内手术)。

3)剖宫产或其他妇科手术可同时进行结扎。

4)顺产者可于产后第一天施行结扎手术,难产或产时有感染者应住院观察 3 天无异常后再行手术,哺乳期未转经者应先行诊刮再施行结扎术。

(2)类型:输卵管节育术分为开腹输卵管节育术和腹腔镜输卵管节育术。

(3)术前注意事项:

1)调整心态,消除思想顾虑。

2)用温水洗净腹部,保持清洁干燥,以利于手术,减少术后感染机会。

3)术前 4 小时内禁食,以免手术时牵拉、刺激内脏引起呕吐。

4)上手术台前应排空小便,以利于手术操作。

(4)术后注意事项:术后卧床休息 6 个小时,要尽快下床活动,把腰伸直,这样不会使切口及结扎部位受伤,并且还可以防止腹腔器官与切口处发生粘连,促使身体早日恢复健康。术后 3 天可以拆线,一个月内避免重体力劳动,如果一个月内感到下腹不适或切口处疼痛,应到手术单位找医生检查,看是否有异常情况。两周内避免性生活。

（5）适宜人群：自愿要求节育、身体健康的育龄妇女。

（6）不适宜人群：处于各种疾病急性期、感染急性期者，全身虚弱、不能耐受手术者，神经官能症患者或未能解除手术顾虑者，24小时内连续两次体温测量在 37.5℃以上者。

（二）终止妊娠

1. 什么是药物流产？

药物流产简称药流，是指口服药物终止早期妊娠。目前常将米非司酮和米索前列醇联合应用，前者使子宫蜕膜变性坏死、宫颈软化，后者使子宫兴奋、收缩，促使胚胎排出。药物流产适用于终止 49 日以内的妊娠，服用药物后身体内的黄体酮浓度下降，引起流产，再通过药物使子宫发生强烈收缩，迫使妊娠组织排出体外。

药物流产必须在有正规抢救条件的医疗机构进行。药物流产有很严格的适应证，自己买药堕胎非常危险。

（1）使用方法。

1）米非司酮的使用方法：一般首次在门诊用药，其余可让患者带回家服用。

·顿服法：第 1 天空腹服用米非司酮 150mg，第 3 天空腹服用米索前列醇。

·分服法：第 1 天早晨空腹服用米非司酮 50mg，隔 12 小时服米非司酮 25mg，第 2 天重复服用。第 3 天早晨空腹服用米索前列醇。

2）米索前列醇的使用方法：第 3 天早晨空腹服用米索前列醇 600μg，留院观察 6 小时。

（2）注意事项：

1）药物流产时，由于子宫有新的创伤及阴道出血，易发生逆行感染，因此要注意局部卫生。洗澡应以淋浴为宜，不要洗盆浴，以免污水进入阴道，引起感染。一个月内禁止性交。

2）药物流产后要休息1~2周，逐渐增加活动量。在人工流产后1个月内不要从事重体力劳动和接触冷水，以免抵抗力降低诱发其他疾病。

3）观察出血情况，人工流产后阴道出血超过一周以上，伴有下腹痛、发热、白带混浊且有臭味等异常表现，应及时到医院诊治。

（3）适宜人群：

1）停经49天以内，确定为宫内妊娠，年龄在40岁以下，自愿要求结束妊娠的健康妇女。

2）没有慢性病或过敏性哮喘病史。

3）经B超检查和尿妊娠试验确诊为阳性者。

4）在近3个月内没有接受过糖皮质激素治疗的女性。

（4）不适宜人群：

1）米非司酮的禁忌证有内分泌疾病（如肾上腺疾病、糖尿病、甲状腺疾病等）、肝或肾功能异常、各种器官的良性或恶性肿瘤、血液病或血栓性疾病、高血压等。

2）米索前列醇的禁忌证有心脏病、青光眼、哮喘、胃肠功能紊乱和过敏体质。

3）带宫内节育器妊娠者。

4）可疑宫外妊娠者。

（5）不良反应：

1）流产失败。用药8天后未见胎囊排出，经B超检查证实宫中仍有妊娠组织，这种情况必须去医院做清宫手术。

2）失血过多，危及性命。大出血不止者，如果不及时清宫、输血，危及性命。

3）服药过程中患者可出现恶心、呕吐、腹痛、腹泻等胃肠反应。出血时间长、出血多是药物流产的主要不良反应。

2. 什么是负压吸引术？

负压吸引术（图 10-3）是用手术终止妊娠的方法。负压吸引术适用于孕 10 周以内的女性，是指将吸管伸入宫腔，以负压将胚胎组织吸出而终止妊娠。

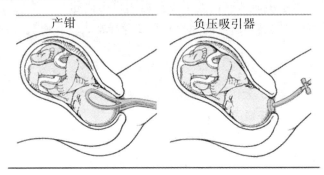

产钳   负压吸引器

图 10-3　负压吸引术

（1）手术方法：

1）患者排空膀胱，取膀胱截石位。

2）术前外阴及阴道常规消毒。

3）用宫颈钳夹住前唇中央处，用左手将宫颈钳向外牵引和固定子宫。

4）右手执毛笔式持子宫探针，顺着子宫方向渐渐进入宫腔，探测方向及测量宫腔的术前深度。

5）右手执毛笔式持宫颈扩张器，顺着子宫探入并逐渐扩张宫颈口。

6）用吸头接上橡皮管，橡皮管的另一端接上负压吸引器。吸头轻轻地进入宫腔直至宫底，然后退出少许，用脚踏吸引器开关，负压表的吸力在 400～500mmHg。吸头在宫腔内转动寻找受精卵着床部位，一般受精卵着床多在宫底的前、后壁。找到胚胎时，即在该处轻轻转动及上下抽动，吸尽胚胎组织，再向宫腔四周转动吸引一次，可感觉宫腔逐渐缩小，宫壁紧贴吸头，提示胎盘组织已经吸净，此时，先捏紧橡皮管，再取出吸头。

7）抽出吸管时，如有胚胎组织卡在吸管口，可用卵圆钳将胚胎组织取出。

8）用刮匙刮宫壁一周，检查是否干净。如已干净，则感觉宫壁四周毛糙；若感宫壁某处滑溜溜的，则提示尚未干净，应再将吸头伸入宫腔吸净。

9）再次测量宫腔深度，取出宫颈钳，用纱布钳擦净宫颈及阴道血液。若有活动性出血，可用纱布压迫止血。取出阴道扩张器，吸出组织用过滤器过滤后，测量流血量及组织物量，并仔细检查组织物中是否有绒毛及绒毛有多少。如组织不新鲜，伴有陈旧血块，则给予抗生素预防感染。如发现异常及未见绒毛，组织物应全部做病理学检查。

（2）术前注意事项：

1）询问病史，包括停经、早孕反应、既往月经史、婚育史及避孕措施、过去疾病史及目前的健康状况等。

2）一般体检及妇科检查，如白带常规化验、尿妊娠试验、测血压及体温、B超检查子宫及孕囊大小。必要时做血常规、尿常规，检查肝、肾功能，做胸片及心电图检查。

（3）术后注意事项：

1）术后在观察室休息1~2小时，注意阴道出血的情况，无异常可以返家。

2）两周内或阴道出血未净前禁止盆浴，1个月内避免性交。

3）对于有严重宫颈糜烂或有感染可能者，应给予抗生素预防感染。

4）术后休息两周，1个月后应随访一次。如有异常（出血多、发热、腹痛等）应及时就诊。

5）行负压吸引术的同时放置宫内节育器者，必须在下次月经干净后来门诊复查。

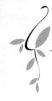

（4）适宜人群：孕 10 周以内要求终止妊娠者。

（5）不适宜人群：

1）患生殖系统急性炎症者，如盆腔炎、阴道炎、宫颈炎等（治疗后方可手术）。

2）处于各期急性传染病或慢性传染病急性发作期者，或有严重的全身性疾病如心力衰竭、血液病等。

3）妊娠剧吐、酮症酸中毒者需治疗后再手术。

4）术前相隔 4 小时两次体温测量在 37.5℃ 以上者。

3. 什么是钳刮术？

钳刮术（图 10-4）是指采用钳夹与吸引术相结合的方法将胎儿及胚胎组织清除。孕 11～14 周以内终止妊娠时均可采用该方法。为保证钳刮术顺利进行，应先做扩张宫颈的准备。

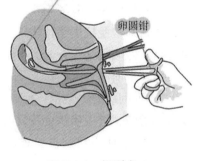

图 10-4　钳刮术

（1）手术方法：

1）排空膀胱，取膀胱截石位。

2）术前外阴及阴道常规消毒。

3）用卵圆钳经宫颈管沿宫腔屈向放入，寻找有囊性感的部位钳破胎膜，即有清亮的羊水流出，待羊水自然流出或用负压吸引器自宫颈口将羊水吸净。

4）将卵圆钳深入宫腔，探测胎盘的附着部位，当触到胎盘组织（有柔软感）时，用卵圆钳尽量钳夹胎盘组织，轻轻向下牵拉，使其松动、剥离，以便将胎盘组织钳出。当大部分胎盘组织被钳出后，胎儿常可被宫缩挤出，或用卵圆钳分别钳取胎儿的各部分。

5）负压吸刮，清理宫腔。

（2）术前注意事项：

1）检测血常规，血型，出血、凝血时间。患者宜住院进行手术。

2）术前宫颈扩张准备：术前1天放置导尿管，置导尿管前仍可冲洗阴道，每天1次，共2天。使用前列腺素栓剂扩张宫颈，术前2~4小时于阴道后穹窿置入前列腺素栓剂。也可使用海藻棒扩张宫颈。

（3）术后注意事项：

1）术后需在观察室内休息2小时左右，观察阴道出血情况，并按摩子宫底位置，以防由子宫收缩不良导致宫腔积血。

2）保持外阴清洁，禁止性交和盆浴1个月。

3）如有腹痛、发热、阴道出血多或持续不干净达2周以上等异常情况，随时就诊。

4）注意避孕。

（4）适宜人群：孕11~14周自愿要求终止妊娠而无禁忌证者。孕12周以上必须住院进行手术。

（5）不适宜人群：

1）患生殖系统急性炎症者，如盆腔炎、阴道炎、宫颈炎等（治疗后方可手术）。

2）处于各期急性传染病或慢性传染病的急性发作期者，或有严重的全身性疾病如心力衰竭、血液病等。

3）在妊娠期间有反复阴道出血或最近有阴道出血史，术前不宜放置导尿管者。

4）术前相隔4小时两次体温测量在37.5℃以上者。

4. 什么是羊膜腔内注射药物引产？

羊膜腔内注射药物引产（图10-5）是指通过腹壁穿刺，将药物注入羊膜腔内，增加子宫肌肉收缩的频率及程度。药物作用于胎儿引起流产，同时可减轻母体的毒性反应。

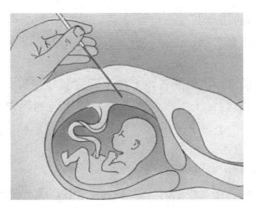

图 10－5　羊膜腔内注射药物引产

（1）羊膜腔内注射常用的药物及剂量如下：

1）依沙吖啶（利凡诺）是一种消毒剂，对子宫肌层有明显的兴奋作用。用量为 50～100mg，溶于 50～100ml 注射用水，用于羊膜腔内注射。

2）前列腺素可直接引起妊娠子宫收缩，宫颈扩张。常用的有前列腺素 E2（一次 20mg）、前列腺素 F2a（25～50mg）。患者注射后常有恶心、呕吐、腹泻、寒战、宫缩过强等反应。

（2）手术方法：

1）羊膜腔穿刺。腹部皮肤常规消毒、铺巾，患者仰卧位常规超声扫查，明确胎儿的背侧及腹侧，常规选择胎儿腹侧、母体脐旁 2cm 左右为进针点。妊娠月份较大者可扪清胎位，在肢体侧方穿刺或在 B 超下做羊水定位穿刺。选用 9 号穿刺针接在注射器上垂直刺入腹壁，进入羊膜腔内有落空感，用注射器回抽见有羊水，证实针头已进入羊膜腔内。

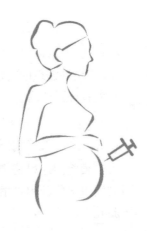

2）注入药液。换上装有药液的注射器，将抽出的羊水与药物混合，慢慢将药物注入羊膜腔内，拔出针头，穿刺部位用纱布压迫、胶布固定。

（3）术前注意事项：

1）详细询问病史，进行全身检查及妇科检查，必要时备血。

2）有条件者做 B 超胎盘定位。

3）用消毒溶液每天冲洗阴道一次，连续 3 天。

4）外阴部备皮。

5）排空膀胱。

（4）术后注意事项：

1）羊膜腔内注射药物，如第 1 次不成功，须等待 72 小时后再注射第 2 次。

2）详细观察患者注射药物后的反应。一般注射药物 24 小时内即可出现宫缩，注意宫缩的强度及宫颈扩张情况。当胎儿、胎盘排出后应仔细检查胎盘、胎膜是否完整，如不完整应及时用卵圆钳取出或用钝刮匙行刮宫术。

（5）适宜人群：

1）孕 13～24 周要求终止妊娠者。

2）有生殖道炎症、妊娠期有反复阴道出血或近期有阴道出血为防止上行感染，以及其他不宜行阴道操作引产者，可行羊膜腔内注射药物引产。

（6）不适宜人群：

1）处于各种全身性疾病的急性期者。

2）术前 24 小时内两次体温测量在 37.5℃ 以上者。

3）肝、肾疾病患者。

4）哮喘、高血压、癫痫、宫颈坚硬或有瘢痕等的患者禁用前列腺素类药物。

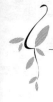

5. 什么是剖宫取胎术？

剖宫取胎术一般用于不能采用药物流产的孕中期者。

（1）手术方法：皮肤切口，抽取羊水，切开子宫，取出胎儿，剥出胎囊及胎盘，清理宫腔。

（2）术前注意事项：了解全身状态。若全身状态不佳，应于术前纠正，直至其能承受手术。

（3）术后注意事项：积极抗感染治疗，观察阴道出血的情况。

（4）适宜人群：孕 16～24 周，其他引产方法不能奏效而又必须立即终止妊娠者。

（5）不适宜人群：处于各种疾病的急性期者、皮肤感染或严重皮肤疾病患者、严重神经官能症患者、术前 24 小时内体温两次测量超过 37.5℃者。

参考资料

卢朝辉，陈杰．WHO女性生殖器官肿瘤学分类（第4版）解读［J］．中华病理学杂志，2014（10）．

昌晓红，崔恒．精准医疗与妇科肿瘤［J］．中国妇产科临床杂志，2015（5）．

吴鸣．协和妇科肿瘤手册［M］．北京：人民卫生出版社，2012．

曹泽毅．中国妇科肿瘤学［M］．北京：人民军医出版社，2011．

孙建衡．妇科肿瘤学［M］．北京：北京大学医学出版社，2011．

王维鹏．妇幼保健临床实验诊断学［M］．武汉：湖北科学技术出版社，2013．

刘晓丹．计划生育工作手册［M］．北京：人民卫生出版社，2010．

李惠玲．生命周期健康管理［M］．上海：上海科学技术出版社，2016．

单伟颖．妇产科护理［M］．2版．北京：科学出版社，2018．

刘小英．孕前优生健康教育对优生优育的促进作用［J］．中国妇幼保健，2012，27（33）．

李增庆．优生优育学［M］．武汉：武汉大学出版社，2007．

金曦．妇幼保健质量与安全管理：孕产期保健［M］．北京：人民卫生出版社，2015．

常青．母婴保健与助产［M］．北京：人民军医出版社，2012．

张金萍．生殖健康与优生［M］．杭州：浙江大学出版社，2013．

173

国家卫生健康委员会. 中国卫生健康统计年鉴 [S]. 2018.

曹泽毅. 妇产科学 [M]. 2版. 北京：人民卫生出版社，2014.

王临虹，王山米. 孕产期保健技术指南 [M]. 北京：人民卫生出版社，2013.

朱兰，沈铿，郎景和. 妇科效率手册 [M]. 北京：中国协和医科大学出版社，2011.

边旭明. 妇女常见病知识问答 [M]. 北京：科学出版社，2009.

范光升. 爱的安全伞：避孕知识问答 [M]. 北京：人民军医出版社，2004.

刘欣燕. 计划生育诊疗常规 [M]. 北京：人民卫生出版社，2012.

程利南. 紧急避孕 [M]. 上海：上海科学技术出版社，2002.

王临虹，丁国芳. 预防艾滋病母婴传播技术指导手册 [M]. 北京：人民卫生出版社，2014.

蒲杰. 预防艾滋病、梅毒和乙肝母婴传播技术与进展 [M]. 成都：四川科学技术出版社，2015.

贾丽. 健康教育对产褥期妇女产后康复的作用 [J]. 世界最新医学，2018（22）.

文莉，张波，易念华. 产褥期合理的营养保健对产妇产后恢复的影响 [J]. 医学综述，2015（5）.

康劲雪，庞军芳. 产褥期妇女合理营养与康复治疗的临床探讨 [J]. 中国伤残医学，2014（3）.

孙莉. 产褥期营养保健教育对产妇产后康复进程的影响观察 [J]. 中国医药指南，2019（2）.

庄佳娥，姚伟妍，唐娟. 产褥期合理营养保健对产妇产后恢复的影响 [J]. 深圳中西医结合杂志，2016（19）.

王喜慧. 关于难产护理中实施预见性护理对产妇并发症发生率的影响分析 [J]. 中国农村卫生，2017（16）.

张志文，石晶. 剖宫产产妇采用优质护理对其并发症发生率及护理满意度的影响研究［J］.世界最新医学，2017（31）.

苏馨，宁海燕.剖宫产产妇的围术期需求与护理效果分析［J］.中国医药指南，2017（11）.

田晓艳.孕前肥胖、孕期体重增长过度与妊娠期并发症关系［J］.当代医学，2009（10）.

宋爱英.孕前及孕期体重与产科并发症及妊娠结局的关系［J］.临床医学研究与实践，2017（23）.

依沙来提·司马义，林茜.孕期体重增加与妊娠结局的相关性研究［J］.中国继续医学教育，2016（15）.

杨满.妊娠合并卵巢肿瘤45例临床分析［J］.实用医技杂志，2008（26）.

任红英.卵巢肿瘤对孕妇的不良影响［J］.中国中医药现代远程教育，2010（11）.

刘爱云，崔银香，张秀华.妊娠合并血栓闭塞性脉管炎1例［J］.滨州医学院学报，2002（2）.

高新茹，张喻，王颖金，安培莉，穆世刚，张荣，艾红.中晚孕期正常胎儿母体子宫动脉血流动力学研究［J］.中国临床医学影像杂志，2011（2）.

张洁.妊娠合并二尖瓣脱垂综合征［J］.中国现代药物应用，2008（10）.

余丹.妊娠并糖尿病酮症酸中毒误诊为癔症［J］.临床误诊误治，2005（11）.

罗琼.1例妊娠并发特发性血小板减少性紫癜的抢救［J］.华北煤炭医学院学报，2004（2）.

赵丽平.硝酸咪康唑治疗妊娠合并外阴阴道假丝酵母菌病疗效观察［J］.中外女性健康研究，2016（7）.

林瑞芳.妊娠合并卵巢肿瘤36例临床诊治体会［J］.肿瘤防治杂志，2001（4）.

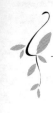

赵彩霞，卜素芝，马凤英. 妊娠合并淋病 97 例临床分析 ［J］. 中国实用医药，2007（8）.

邹艳辉，刘鸿雁，王晖. 新时期避孕模式的演变（2010~2016）［J］. 人口研究，2018（5）.

丁志宏，张亚锋，杜书然. 我国已婚流动育龄妇女避孕方式选择状况及其影响因素 ［J］. 人口研究，2018（4）.

杨黎明，张富青，刘敏. 河南省育龄女性生育情况流行病学调查 ［J］. 中国当代医药，2016（4）.

陈燕，张红洋. 影响宫内节育器取出困难相关因素分析 ［J］. 江苏医药，2014（22）.

曾红. 北京市东城区南片 2009—2013 年计划生育手术数量分析 ［J］. 中国妇幼卫生杂志，2014（3）.

蒋丽芳，张军喜，马颖辉，柴健，董玮. 河南省农村地区宫内节育器取出情况调查分析 ［J］. 中国妇幼保健，2014（14）.

张广荣，肖永红. 农村已婚育龄妇女避孕节育状况调查及影响因素分析 ［J］. 中国妇幼保健，2014（2）.

施光勇，武慧欣，崔文龙，唐松源. 县级服务机构例均计划生育手术成本分析 ［J］. 川北医学院学报，2013（6）.

李丹，徐小芳，姚敏，吴玲霞，陈洪波. 上海市徐汇区 2002—2011 年计划生育手术状况分析 ［J］. 中国计划生育学杂志，2013（8）.

郭宗艳，姬利萍，谢艳萍. 细节护理在绝经后妇女宫内节育器取出中的应用 ［J］. 中国伤残医学，2013（7）.